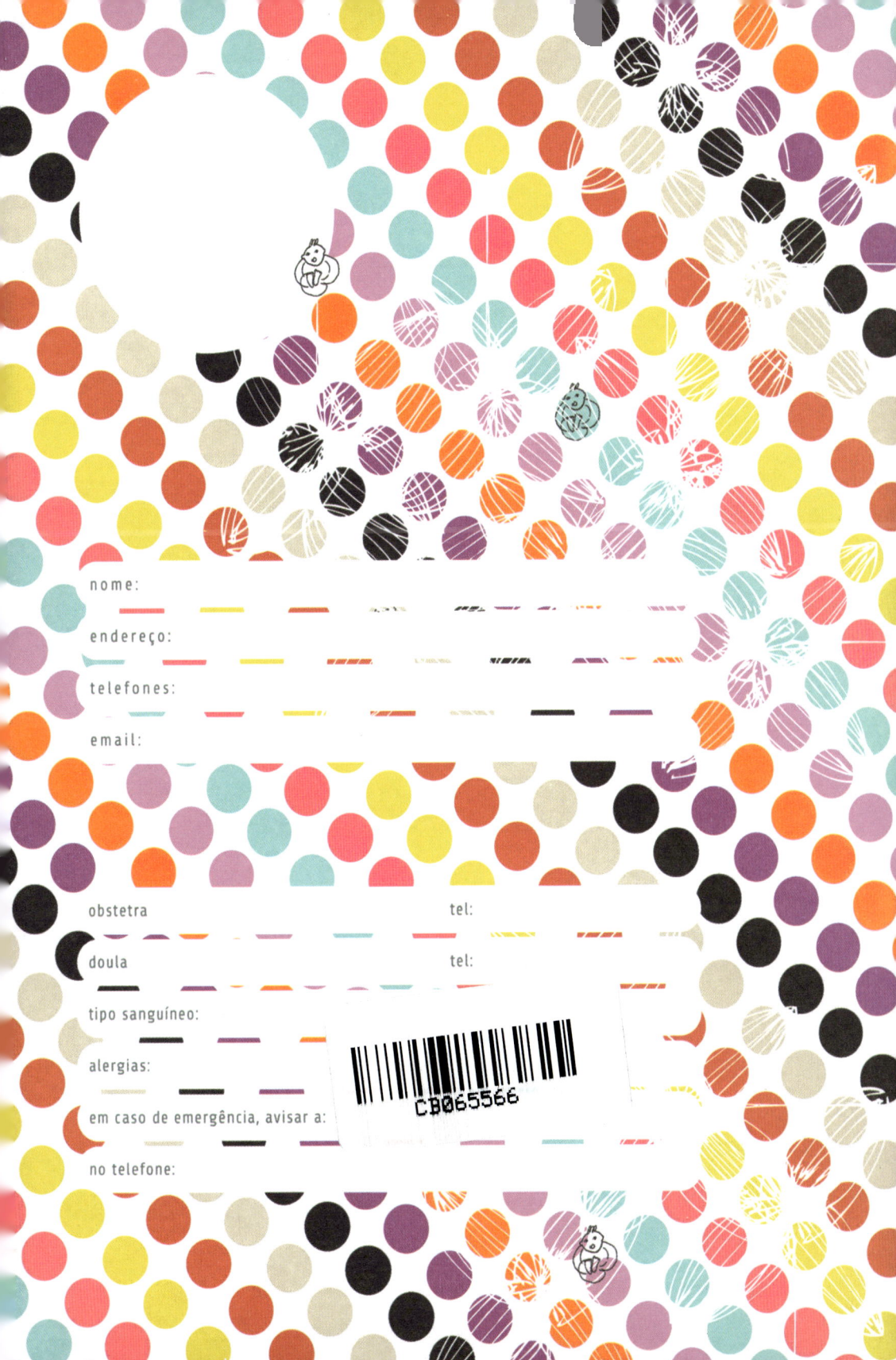

Achei numa agenda antiga uma nota que escrevi quando estava entrando no último mês de gravidez. Dizia assim:
"Nada é maior que a minha barriga". Realmente, só quem passou por isso sabe o espaço que aquela barriga ocupa no corpo, na mente e no coração da gente.

Do livro *Mothern - Manual da mãe moderna* (Matrix, 2005)

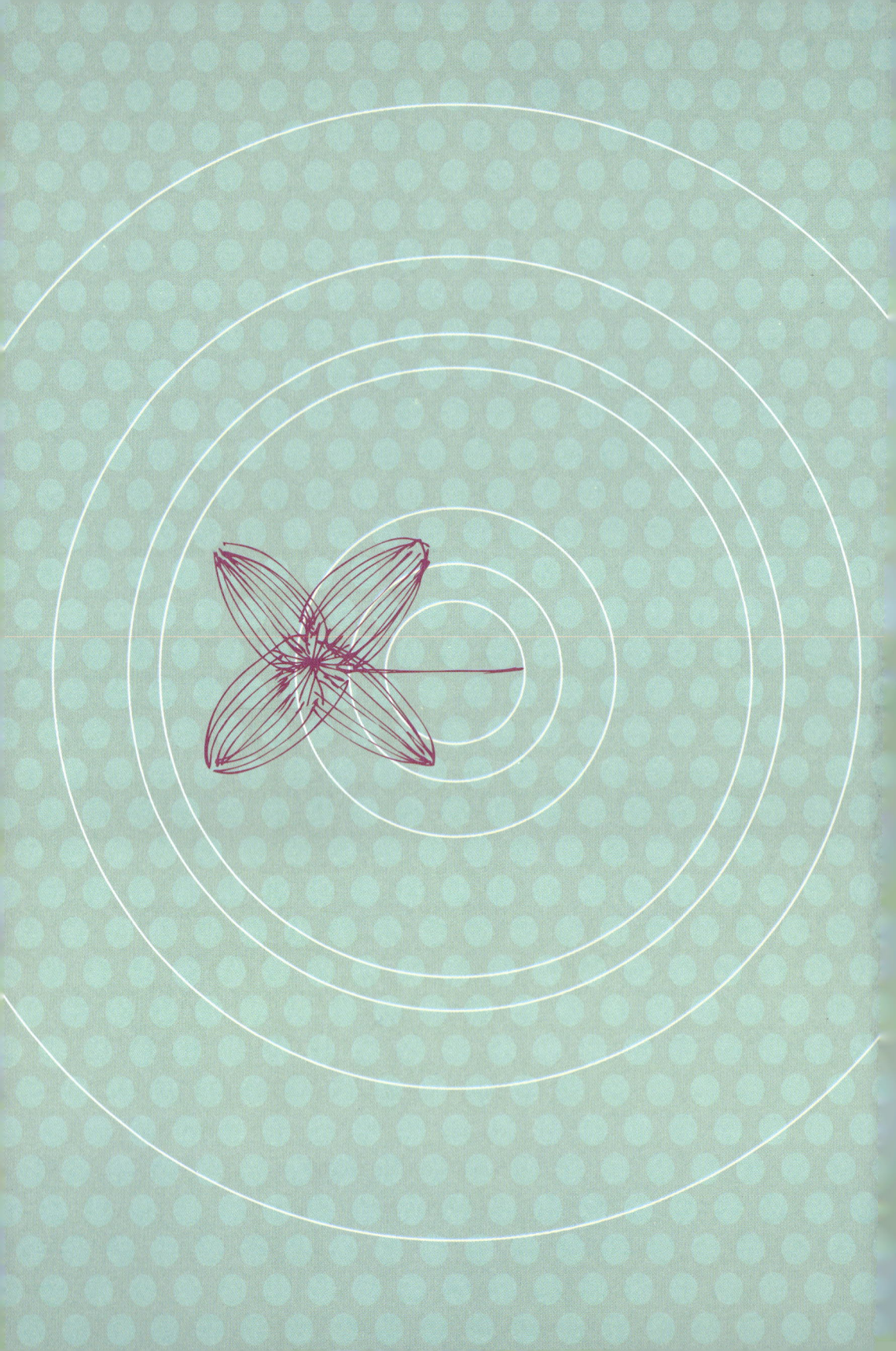

índice

Apresentação	pág 04

01 Diário da barriga

Aprendendo a contar	pág 08
O primeiro trimestre	pág 10
O segundo trimestre	pág 50
O terceiro trimestre	pág 108
Agenda da gravidez	pág 170

02 Providências & preparativos

A escolha do nome	pág 184
O enxoval	pág 190
A sacola da maternidade	pág 202
Informando-se sobre o parto	pág 204

03 Coleção de lembranças

Cápsula do tempo	pág 209
Recados da família e dos amigos	pág 212
Ultrassonografias	pág 222
Fotos da espera	pág 224

04 A chegada

Nasceu!	pág 234
Sua majestade, o bebê	pág 237
Na maternidade: "...e agora?!"	pág 238

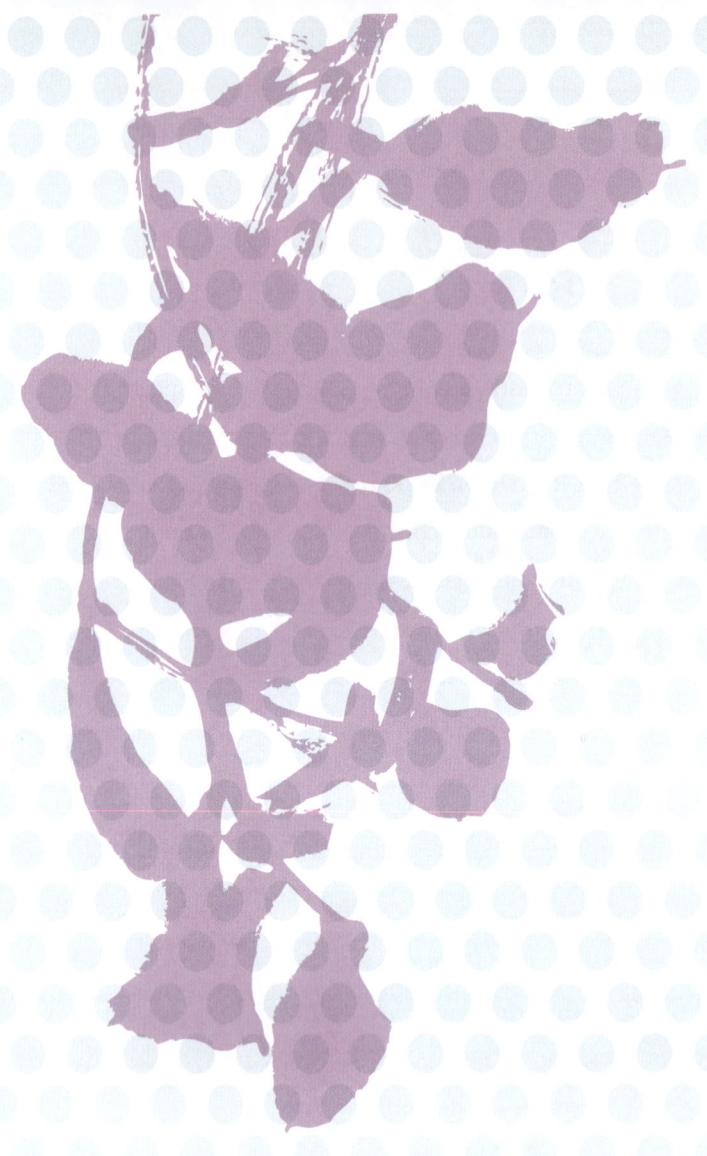

Apresentação

Este diário é seu. Mas ele não está pronto. Porque este diário não é sobre você, é para você. Aliás, ele nem foi escrito para você, mas foi feito para ser escrito por você. Para guardar algo mais além da memória. Para mostrar para a sua criança, quando ela crescer. Ou para ser só seu, para guardar dentro daquela gaveta das coisas queridas, para você abrir bem de vez em quando e se lembrar de como foi que isso tudo começou.

Esta pode ser sua primeira gravidez, ou não. Pode ser a sua primeira criança, ou não. Pode ser que você tenha um companheiro, pode ser até que você tenha uma companheira. Pode ser que outras pessoas queiram escrever aqui também. Ou pode ser que você tenha resolvido ter uma produção *indie*. Quem sabe você é adolescente? Ou, quem sabe, uma mulher madura que está experimentando agora essa travessia? Pode ter sido uma gravidez planejada, ou pode ter sido um desses pequenos grandes acasos que nos assustam, mas que mudam nossa vida para melhor. Não importa. Pode ser que você já tenha lido muito sobre gravidez e que esteja bastante segura. Ou que esteja quase arrancando os cabelos. De qualquer forma, ser mãe é uma surpresa sempre.

E ser mãe é um pouco solitário, sim. Esperamos que este diário possa te acompanhar, que seja um lugar para onde vir depois de um dia longo, e escrever sobre seu corpo, sua cabeça, sua barriga, suas impressões, suas dúvidas, suas mudanças de humor, suas chateações, suas alegrias. E nós te convidamos a escrever no papel, com a sua letra, coisa tão rara hoje em dia, com tantos e-mails e blogs, rápidos e eficientes, mas pouco físicos ou definitivos. Este é um objeto assim meio *old fashioned*, sobre um assunto tão antigo que é a maternidade, mas que se renova a cada dia por causa de novas mães, como você.

É algo para tocar e guardar, porque este é um momento muito pessoal, muito singular. E é seu. Mãe não é tudo igual, nem nunca foi. Por isso, aqui você não vai encontrar muitas receitas ou regras. Nós não somos especialistas em gravidez ou em maternidade, não pretendemos guiar ou ensinar. Nós também não dizemos o que você tem que fazer porque acreditamos que a mãe deve ser protagonista da gravidez. Deve ser sujeito e não objeto dos saberes todos em volta dessa coisa meio misteriosa que é dar à luz.

Você tem em mãos um suporte para o registro, para a lembrança de um dia a dia nem sempre glamouroso, mas que é, com certeza, um tempo especial na sua vida. Um diário de anotações para nove meses lindos e nem sempre fáceis. Incompleto, sempre. Como quase tudo na vida.

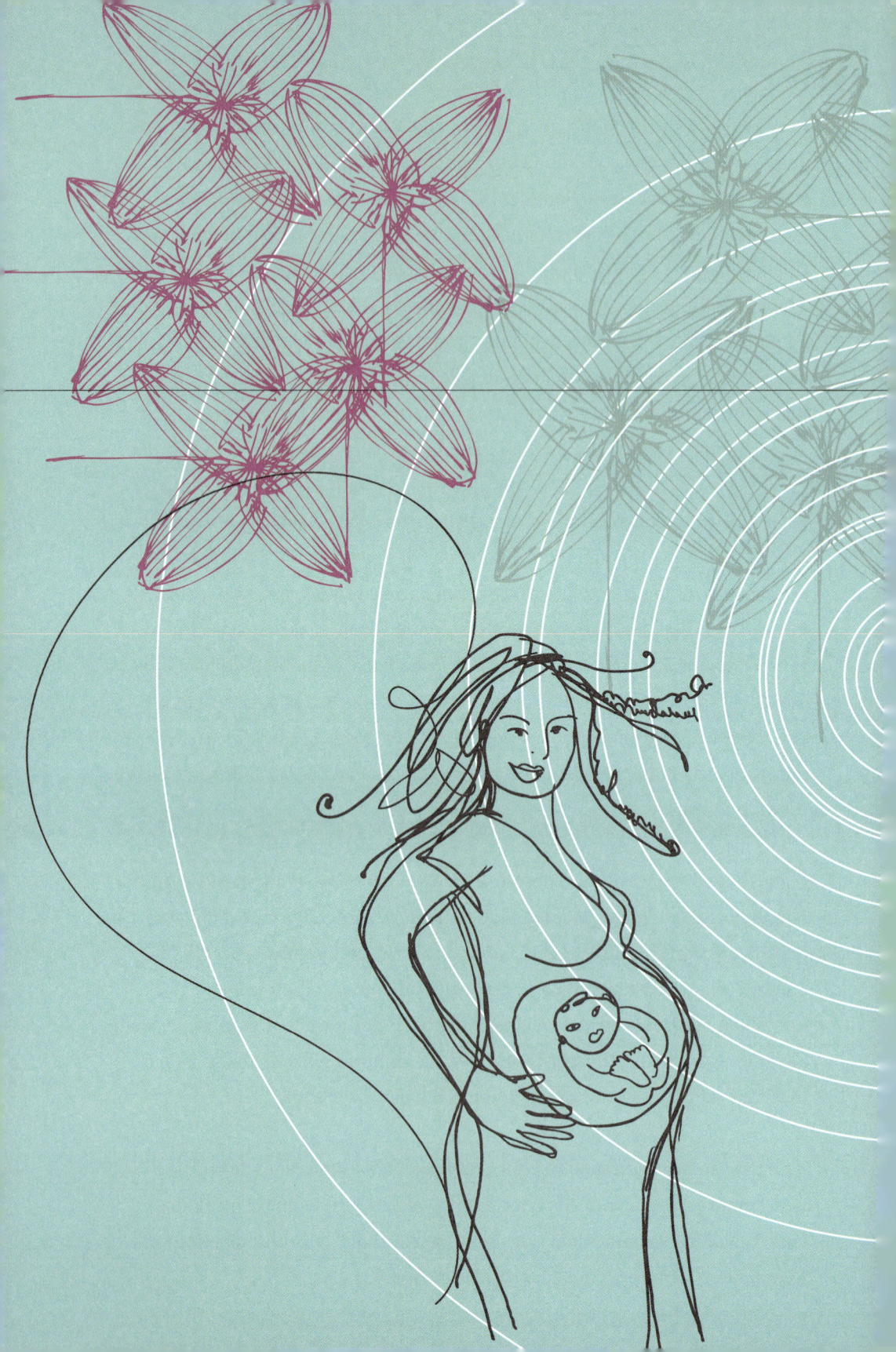

01 Diário da barriga

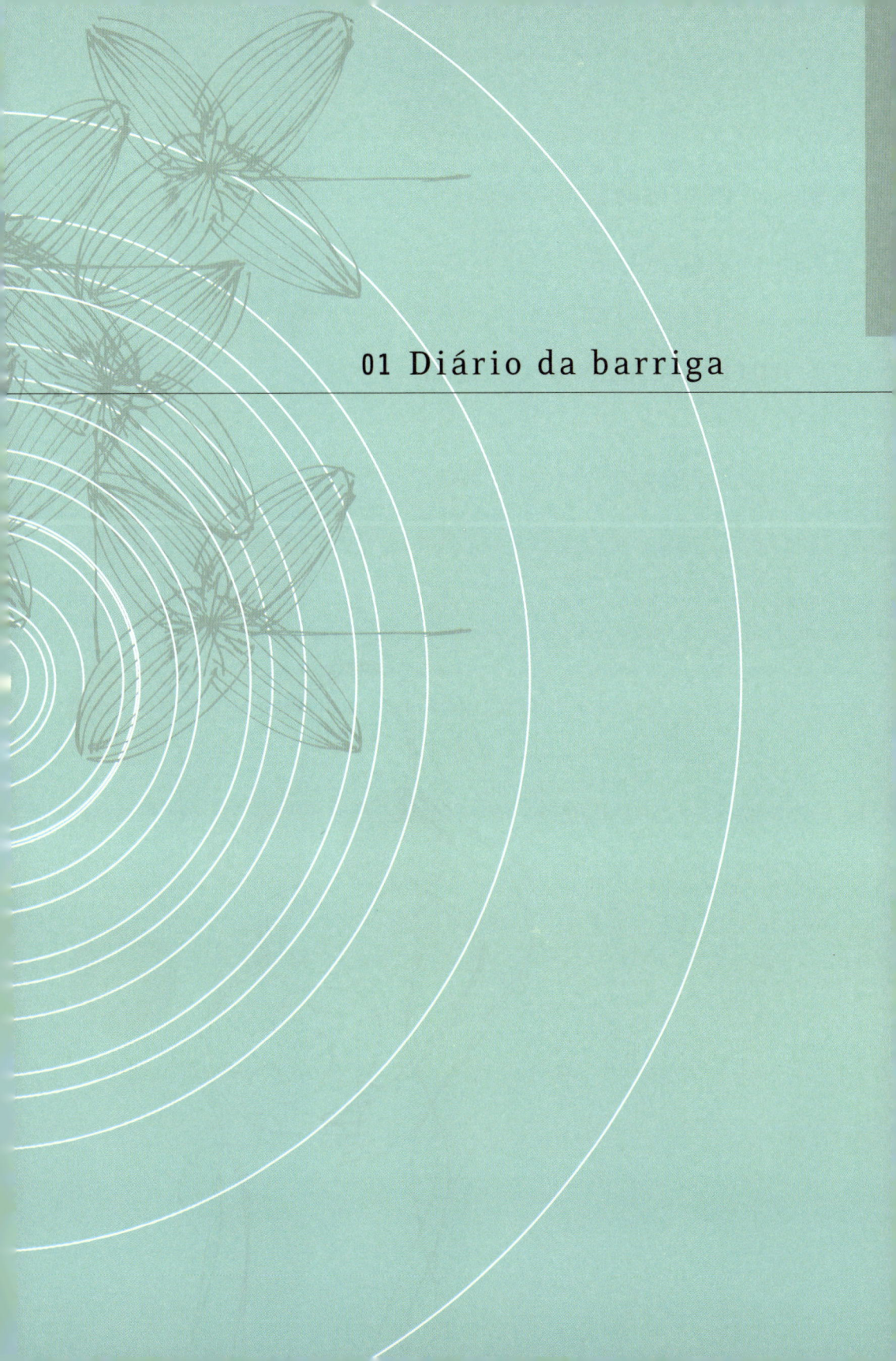

Aprendendo a contar

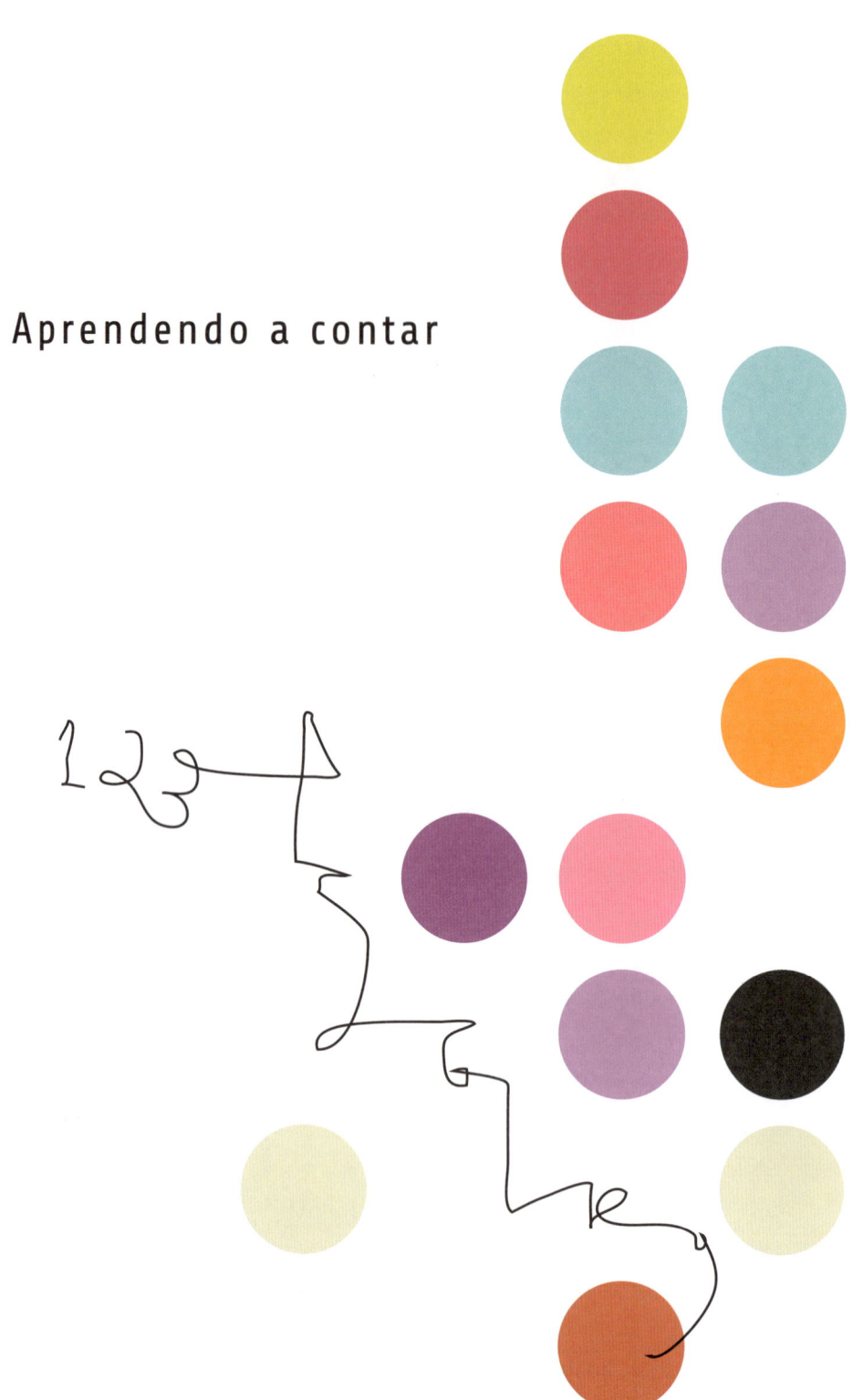

Antes de engravidar, esse negócio de gestação parece que não tem mistério nenhum: exatos 9 meses depois da fecundação nasce o bebê. Simples, né? Mas depois que a gente engravida, descobre que esses 9 meses, de que todo mundo tanto fala, na prática não são bem 9 meses solares (aqueles que aparecem no calendário ao qual estamos acostumadas), mas sim 10 meses lunares ou 40 semanas lunares. Aí você me pergunta:

"Ãhn?!"

É que a gestação humana dura cerca de 280 dias. E o mês lunar tem exatamente 28 dias, enquanto os meses do calendário têm variações na quantidade de dias (30, 31 ou 28, dependendo do mês). Pode culpar um cara chamado Gregório, que era papa lá para os idos de 1582, quando inventou essa bagunça toda.

Como a última coisa de que uma grávida precisa é ficar enlouquecendo com o calendário, vamos simplificar usando uma tabela aproximada para dividir os trimestres e as semanas que aparecem neste diário. Então, vai ficar assim:

1º trimestre: 9 semanas (colocamos menos semanas no primeiro trimestre do diário porque dificilmente você vai descobrir que está grávida na mesma semana em que engravidou. Sem contar o tempo necessário para se recuperar do susto e ir até uma livraria comprar este diário. Ou ganhá-lo de uma pessoa criativa e de bom gosto!)

2º trimestre: 14 semanas

3º trimestre: 14 semanas (além da 40ª semana, deixamos espaço para mais duas no final porque os bebês também não dão a mínima bola para essa matemática toda e muitas vezes nascem depois do tempo previsto.)

Pode ser que seu médico utilize um método diferente de contagem de tempo, mas não importa. Este diário não tem nenhuma pretensão de ser um guia médico, nem um cronômetro da sua gravidez, mas sim um espaço para você escrever as suas impressões pessoais desses 9 meses, quer dizer, 3 trimestres, aliás, 40 luas, ou melhor....

O primeiro trimestre

Deve ter pouco tempo que você se descobriu grávida. Como foi? Talvez, atenta ao seu corpo, você tenha notado um sono irresistível e delicioso, uma dor leve no ventre e aquela sensação de que alguma coisa está muito diferente. Algumas mulheres sabem direitinho o dia e o momento da concepção. Como assim? Daquelas coisas que não têm explicação científica. Foi assim com você? Outras mulheres foram pegas de surpresa, não têm ideia de quando aconteceu, mas desconfiaram dos seios doloridos, da menstruação atrasada, do apetite de *gremlin*.

O primeiro exame geralmente é daqueles de farmácia, em que uma faixinha azul vai se formando naqueles segundos que parecem anos. Depois, a confirmação oficial, que vem do sangue: um envelope aberto por mãos trêmulas, com algum número acima de 50 mUI/ml. O coração quase sai pela boca.

E agora? É melhor espalhar a boa nova ou esperar até o fim deste trimestre para ter certeza absoluta? Se a ideia é compartilhar, aproveite: é festa para todos os lados. Se a ideia é aguardar e se guardar, prepare-se, porque não vai ser fácil. Como explicar a taça de vinho recusada, o olhar meio bobo, feliz e distante? Como segurar a notícia?

De qualquer forma, esse comecinho até que passa rápido. É o início de uma viagem. Como em toda viagem nova, você pode sentir um pouco de enjoo, pode ficar ansiosa por não saber bem como vai ser na chegada. Na verdade, a gente nunca sabe mesmo do futuro. Mas a possibilidade está aí, dentro de você. Nova, viva, pulsante, vibrante. Este diário de bordo vai estar ao seu lado nessa viagem, para que você guarde aqui seus bilhetes, suas passagens, seus rabiscos, suas fotos e suas lembranças. Suas ideias, seus planos e seus desejos. Boa viagem. Que você atravesse com firmeza as pontes e os buracos da estrada. E que ela seja bonita, estimulante, intensa e divertida.

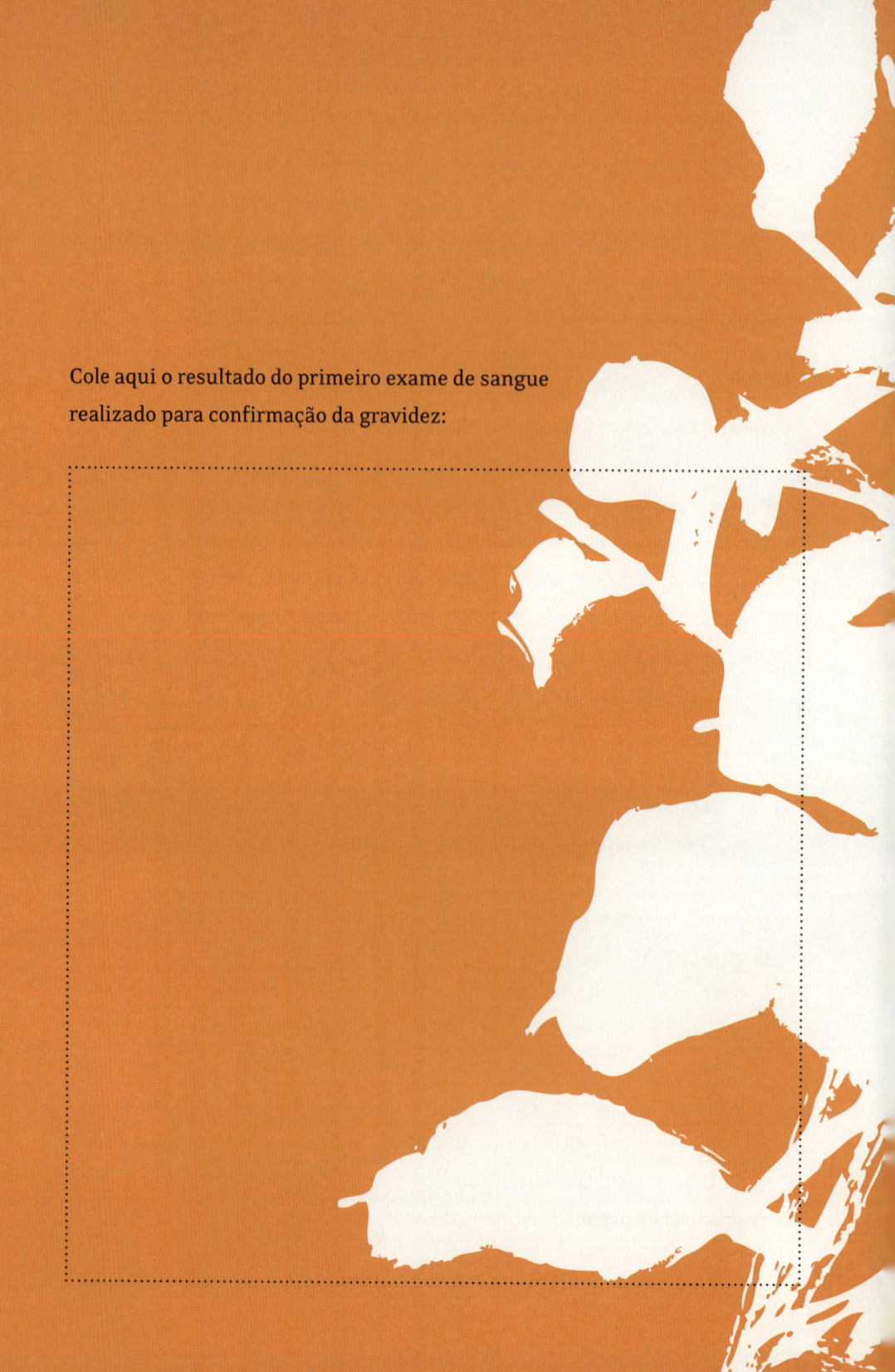

Cole aqui o resultado do primeiro exame de sangue realizado para confirmação da gravidez:

A descoberta

Descobri que estava grávida no dia:
_____
_____

E foi assim:
_____
_____
_____
_____
_____
_____
_____
_____
_____
_____
_____
_____
_____
_____
_____
_____

Data provável do parto: /   /

Estou na 5ª semana de gravidez.

Lua da semana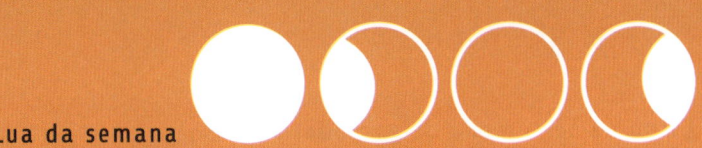

um grãozinho, uma semente, um ovinho, um tiquinho, um pouquinho que é muito, uma surpresa, um susto, uma possibilidade, uma alegria, um medinho, um sei-lá-o-que que deixa assim meio mole, meio pensativa, meio olhando para dentro, um frio na barriga, uma certeza de que tudo vai mudar.

Acompanhamento da semana

(Para levar na próxima consulta médica)

peso:

humor:

apetite:

sono:

enjoo:

sintomas diferentes / alterações no organismo:

dúvidas:

Calendário da semana

Estou na 6ª semana de gravidez.

Lua da semana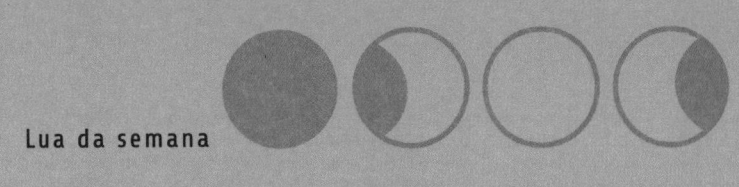

será que não percebem? será que olham pra você na rua e pensam que nem pensam que tudo continua igual? será que nem imaginam? será que nem comentam? o que será que pensam? será que não sentem que essa pessoa de agora nunca nunca nunca mais será aquela mesma?

Acompanhamento da semana

(Para levar na próxima consulta médica)

peso:

humor:

apetite:

sono:

enjoo:

sintomas diferentes / alterações no organismo:

dúvidas:

Calendário da semana

Estou na 7ª semana de gravidez.

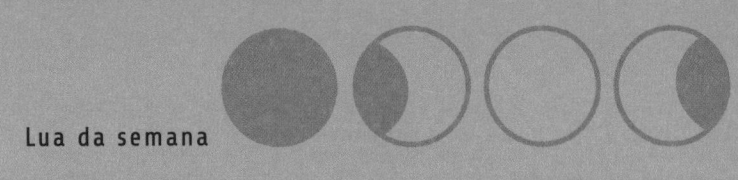

Lua da semana

os sabores ainda são estranhos. os cheiros ainda parecem outros. o corpo ainda se acostuma. o humor ainda oscila. o sono toma conta do dia. as noites parecem mais longas. o coração, ah, o coração só espera e bate, bate, bate, bate. já sabe que tem novo dono.

Acompanhamento da semana

(Para levar na próxima consulta médica)

peso:

humor:

apetite:

sono:

enjoo:

sintomas diferentes / alterações no organismo:

dúvidas:

Calendário da semana

Estou na 8ª semana de gravidez.

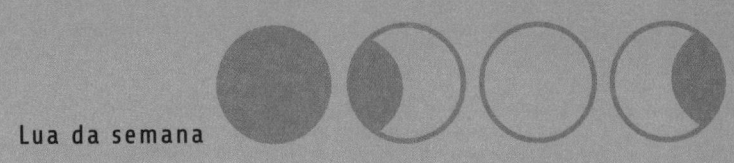

Lua da semana

o que é isso que estou sentindo? será que é assim mesmo? será que é normal? como estou? o que devo fazer? quando é que passa? a quem devo perguntar? quero ou não quero? devo ou não devo? posso ou não posso? ah, pode. claro que pode.

Acompanhamento da semana

(Para levar na próxima consulta médica)

peso:

humor:

apetite:

sono:

enjoo:

sintomas diferentes / alterações no organismo:

dúvidas:

Calendário da semana

Estou na 9ª semana de gravidez.

Lua da semana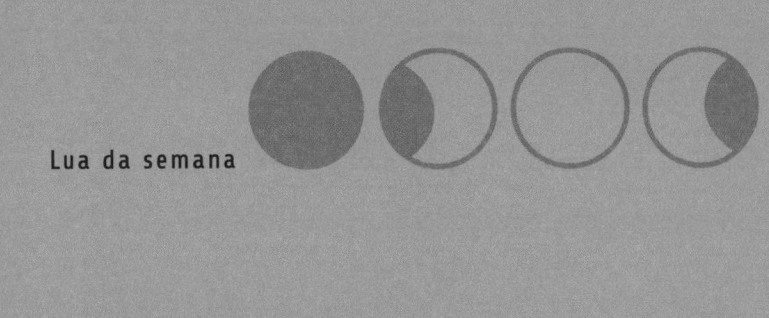

o coraçãozinho acelerado dentro, o coração meio apertado fora, que é dentro também, como pode ser tão pequeno e já bater assim na minha porta? quem vem lá? o devir: o porvir; l'avenir; o futuro ainda longe, mas perto, junto, dentro, grudado aqui, presente.

Acompanhamento da semana

(Para levar na próxima consulta médica)

peso:

humor:

apetite:

sono:

enjoo:

sintomas diferentes / alterações no organismo:

dúvidas:

Calendário da semana

Estou na 10ª semana de gravidez.

Lua da semana

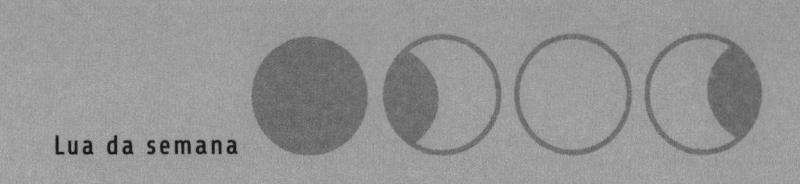

já imaginou que dentro desse bebê que cresce em você 250 mil novos neurônios são produzidos a cada minuto? sim, eu disse mi-nu-to. quais serão os estímulos que vão criar as sinapses entre eles? como serão as lembranças que um dia vão estar marcadas ali?

Acompanhamento da semana

(Para levar na próxima consulta médica)

peso:

humor:

apetite:

sono:

enjoo:

sintomas diferentes / alterações no organismo:

dúvidas:

Calendário da semana

Estou na 11ª semana de gravidez.

Lua da semana

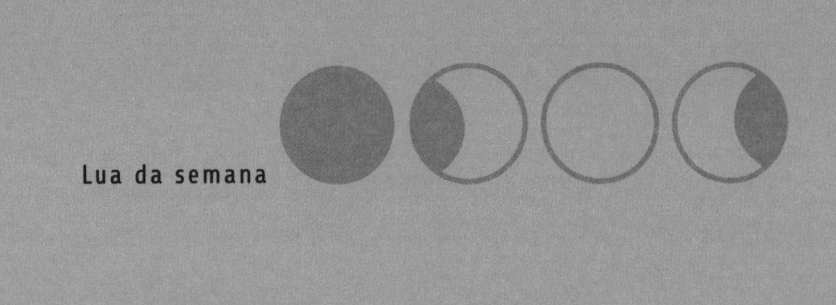

será que é ele ou ela? ainda não dá para saber, embora você possa intuir um pouquinho. pode ser que você tenha a sua preferência, uma imagem sonhada desde a infância. mas uma coisa é certa: mesmo que seja do sexo que você imaginava, será sempre e acima de tudo uma grande surpresa.

Acompanhamento da semana

(Para levar na próxima consulta médica)

peso:

humor:

apetite:

sono:

enjoo:

sintomas diferentes / alterações no organismo:

dúvidas:

Calendário da semana

Estou na 12ª semana de gravidez.

Lua da semana

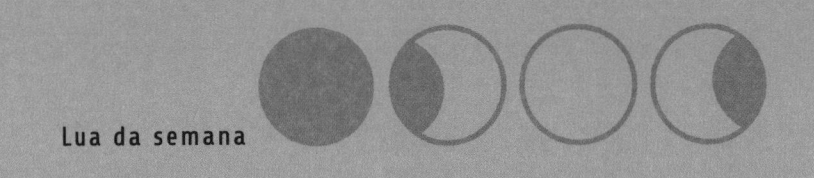

a cintura vai sumindo e com ela somem os enjoos, a irritação, aquele friozinho na barriga. só não some essa presença absoluta, uma certeza qualquer que tomou conta de você desde que soube o que esperava. essa não vai sumir nunca mais.

Acompanhamento da semana

(Para levar na próxima consulta médica)

peso:

humor:

apetite:

sono:

enjoo:

sintomas diferentes / alterações no organismo:

dúvidas:

Calendário da semana

Estou na 13ª semana de gravidez.

Lua da semana

tempo para si mesma, tempo para o seu corpo, tempo para esperar, tempo para crescer, tempo de sentir brotar, de se sentir diferente, de ser fraca e forte, de ser grande e pequena, de se sentir bem e mal. tempo de rir e de chorar. e de rir de novo.

Acompanhamento da semana

(Para levar na próxima consulta médica)

peso:

humor:

apetite:

sono:

enjoo:

sintomas diferentes / alterações no organismo:

dúvidas:

Calendário da semana

O segundo trimestre

Bem-vinda ao segundo trimestre. Dizem que é o melhor de todos. E por que será que dizem isso? Porque costuma ser a fase mais confortável e gostosa da gravidez. Porque você está no meio do percurso, e isso pode ser maravilhoso. O caminho costuma ser tão rico quanto a chegada.

Se você teve enjoos no começo, provavelmente eles vão diminuir ou sumir agora. Aproveite o paladar de grávida: as frutas ficam mais suculentas, os pratos mais cheirosos, os doces mais doces. As pessoas mimam as barrigudas e dizem até que comemos por dois. Que delícia, que oásis, nessa época infeliz em que contar calorias virou regra de beleza. Delícia ver a barriga crescer, os seios crescerem, os olhares crescerem para você.

Você não está tão leve que te deixe insegura, nem tão pesada que te deixe lenta. Seu neném não está muito grande, mas você sente o primeiro movimento, um evento meio banal para quem está de fora, mas íntimo e emocionante: quem sabe um capítulo a ser escrito aqui, por você?

Por falar em emoções, a gravidez é cheia de novidades, de sensações que você nunca teve. Sensações estranhas, sentimentos contraditórios. Você pode estar feliz e triste, ansiosa e tranquila. Se sentindo plena, completa, absoluta. E às vezes absolutamente de saco cheio. Tudo ao mesmo tempo. Achando o mundo tão lindo e ao mesmo tempo tão injusto. Vendo a arte com outros olhos, vendo todas as coisas com outros olhos. E por vezes achando que estar grávida não é tudo isso, não é nada de mais, é só mesmo um estado interessante.

Porque hoje em dia ser mãe é ser tanta coisa. Ser mãe é sempre mudar um pouco. Ser mãe vira a gente de cabeça pra baixo. Pelo avesso. Virar mãe é tentar entender o que você foi, o que tem sido, o que vai ser. Nove meses parecem muito tempo, mas é até pouco para entender tudo isso. Na tranquilidade – ou não – do segundo trimestre, te convidamos a escrever essa sua história, tão cotidiana e tão especial.

Estou na 14ª semana de gravidez.

Lua da semana

tocar, cantar, conversar, trocar, compartilhar, dividir, comemorar. motivos não faltam. curtir a certeza, gozar o estado mais interessante. tomar providências, notar cada leve evidência no corpo. curtir os sabores, os cheiros, as texturas. ver a barriga começando a crescer.

Acompanhamento da semana

(Para levar na próxima consulta médica)

peso:

humor:

apetite:

sono:

enjoo:

movimentos do bebê:

sintomas diferentes / alterações no organismo:

dúvidas:

Calendário da semana

Estou na 15ª semana de gravidez.

Lua da semana

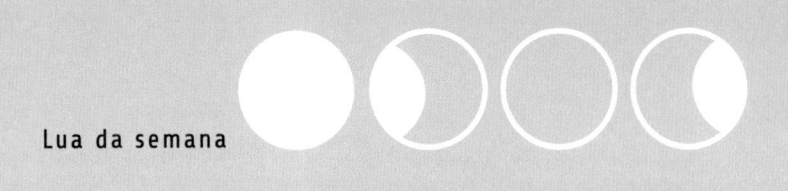

filho. fiiiiiiiilho. filhão. fi-lhá. filhinha. minha filha. ô filho. filhota. filhotinho. fofilho. filhinho. filhaaaaaaaaa. coisa fofa da mamãe. filhinhazinha. meu filhinho. meu filhinho. não tem nada mais doce do que ensaiar seu nome saindo da minha boca. meu amor. meu bebê.

Acompanhamento da semana

(Para levar na próxima consulta médica)

peso:

humor:

apetite:

sono:

enjoo:

movimentos do bebê:

sintomas diferentes / alterações no organismo:

dúvidas:

Calendário da semana

Estou na 16ª semana de gravidez.

Lua da semana

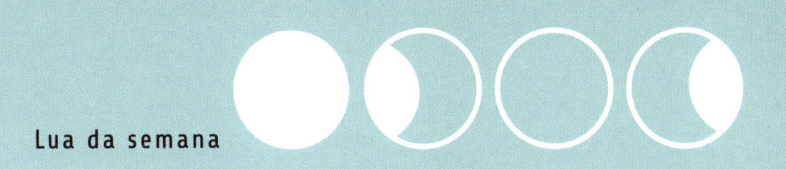

a barriguinha pode estar bem visível ou ainda nem tanto, mas uma parte do corpo com certeza já mudou visivelmente a essa altura. ainda bem que no Brasil até no inverno dá para você abusar dos decotes. eles nunca estiveram tão bem recheados antes. aproveite.

Acompanhamento da semana

(Para levar na próxima consulta médica)

peso:

humor:

apetite:

sono:

enjoo:

movimentos do bebê:

sintomas diferentes / alterações no organismo:

dúvidas:

Calendário da semana

Estou na 17ª semana de gravidez.

Lua da semana

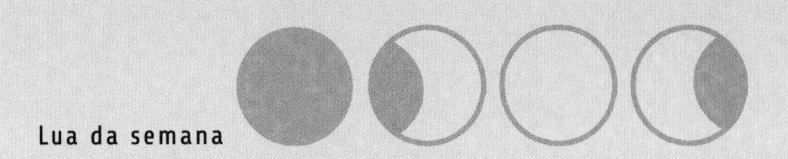

que tal uma massagem? um banho quentinho de banheira, com espuma? quem sabe você prefere ioga? shiatsu? uma tarde inteira num salão de beleza? relaxe. permita-se você também merece colo e cuidados mais que especiais.

Acompanhamento da semana

(Para levar na próxima consulta médica)

peso:

humor:

apetite:

sono:

enjoo:

movimentos do bebê:

sintomas diferentes / alterações no organismo:

dúvidas:

Calendário da semana

Estou na 18ª semana de gravidez.

Lua da semana

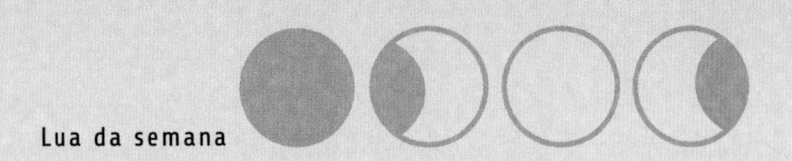

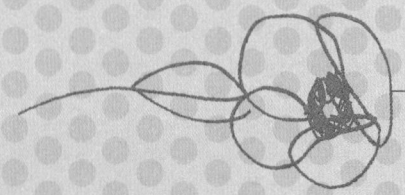

já pensou em que tipo de mãe você vai ser? das grudentas ou descoladas, das vaidosas ou desencanadas, das certinhas ou das ousadas? mais para protetora ou mais para desligada? mais para calma ou mais para estressada? já pensou como será ser a mãe de alguém?

Acompanhamento da semana

(Para levar na próxima consulta médica)

peso:

humor:

apetite:

sono:

enjoo:

movimentos do bebê:

sintomas diferentes / alterações no organismo:

dúvidas:

Calendário da semana

Estou na 19ª semana de gravidez.

Lua da semana

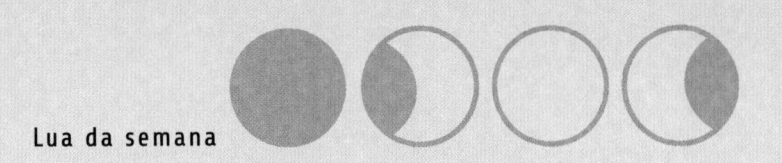

o bebê agora tem movimentos conscientes. isso quer dizer que ele sabe se mexer e sabe que se mexe. e um bebê sabe lá alguma coisa? sabe que tem gente aqui fora esperando por ele o que será que ele sabe da vida? a gente não sabe de nada, mas espera.

Acompanhamento da semana

(Para levar na próxima consulta médica)

peso:

humor:

apetite:

sono:

enjoo:

movimentos do bebê:

sintomas diferentes / alterações no organismo:

dúvidas:

Calendário da semana

Estou na 20ª semana de gravidez.

Lua da semana

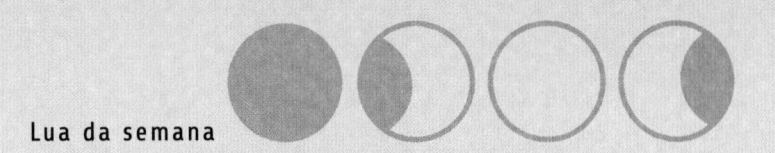

menina ou menino? você pode saber. ou não. você pode querer um quatro rosa ou azul. ou amarelo. ou verde. ou lilás. ou arco-íris. menino ou menina? que diferença faz? tudo igual e tudo diferente. isso importa? ser mãe faz descobrir o que é importante na vida da gente.

Acompanhamento da semana

(Para levar na próxima consulta médica)

peso:

humor:

apetite:

sono:

enjoo:

movimentos do bebê:

sintomas diferentes / alterações no organismo:

dúvidas:

Calendário da semana

Estou na 21ª semana de gravidez.

Lua da semana

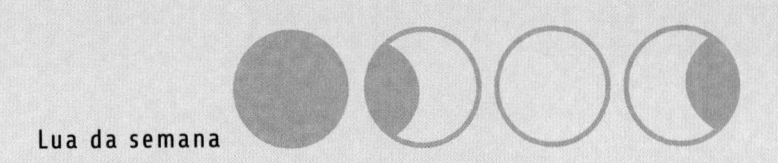

peito que começa a fazer leite. peito que não vai mais ser só seu. peito que fica bonito e vira alimento, aconchego, proteção, amor. peito que é despensa, geladeira, aquecedor e embalagem. é tanta coisa que é preciso ter peito mesmo pra ser mãe.

Acompanhamento da semana

(Para levar na próxima consulta médica)

peso:

humor:

apetite:

sono:

enjoo:

movimentos do bebê:

sintomas diferentes / alterações no organismo:

dúvidas:

Calendário da semana

Estou na 22ª semana de gravidez.

Lua da semana

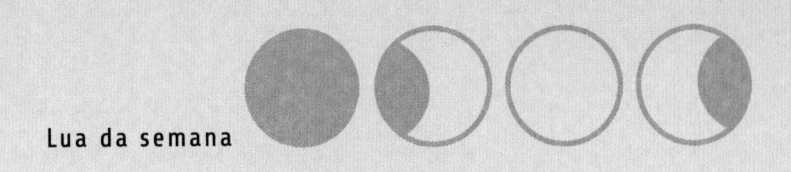

mudar de roupas, mudar de jeito, mudar o cabelo, o ritmo, o corpo, o contorno, a postura, a rotina e o jeito de ver a vida. manter as ideias, as lembranças, as amizades, os amores, os valores e tudo o que for bom para você. e para quem vier por aí.

Acompanhamento da semana

(Para levar na próxima consulta médica)

peso:

humor:

apetite:

sono:

enjoo:

movimentos do bebê:

sintomas diferentes / alterações no organismo:

dúvidas:

Calendário da semana

Estou na 23ª semana de gravidez.

Lua da semana

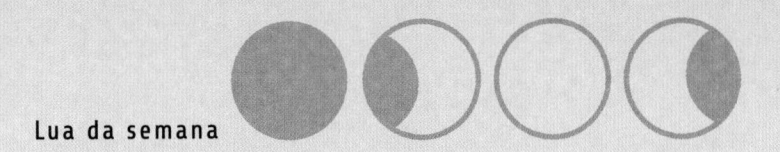

dizem que o neném se movimenta, cheira, degusta, vê, ouve e talvez até sonhe dentro da sua barriga. não é incrível? como será um sonho de bebê? um sonho dentro de você. e como será a vida dessa pessoinha? ela nem sonha com o que está por vir.

Acompanhamento da semana

(Para levar na próxima consulta médica)

peso:

humor:

apetite:

sono:

enjoo:

movimentos do bebê:

sintomas diferentes / alterações no organismo:

dúvidas:

Calendário da semana

Estou na 24ª semana de gravidez.

Lua da semana

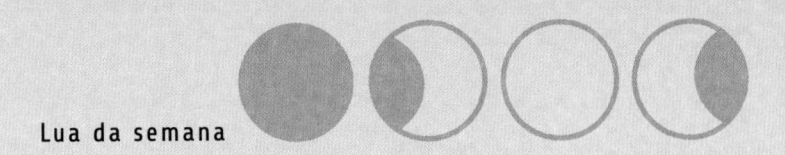

um pássaro, uma árvore, um azul, um vestido, um rosto bonito, o mar, o sol, a areia, a neve, o arco-íris, o começo do dia, a montanha, a flor do maracujá. quanta coisa para apresentar a quem vai chegar. tudo velho e tudo novo, o de sempre, tudo de novo.

Acompanhamento da semana

(Para levar na próxima consulta médica)

peso:

humor:

apetite:

sono:

enjoo:

movimentos do bebê:

sintomas diferentes / alterações no organismo:

dúvidas:

Calendário da semana

Estou na 25ª semana de gravidez.

Lua da semana

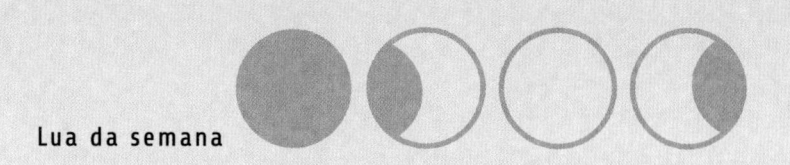

viu? mexeu. sentiu? aqui, aqui. viu? foi forte dessa vez, não foi? mexe toda hora, mexe sem parar. mexe com tudo. faz um morrinho na barriga. chuta, se ajeita. bagunça tudo. vira, revira, renova. vira de cabeça para baixo e para cima. vira a vida da gente essa coisa de virar mãe.

Acompanhamento da semana

(Para levar na próxima consulta médica)

peso:

humor:

apetite:

sono:

enjoo:

movimentos do bebê:

sintomas diferentes / alterações no organismo:

dúvidas:

Calendário da semana

Estou na 26ª semana de gravidez.

Lua da semana

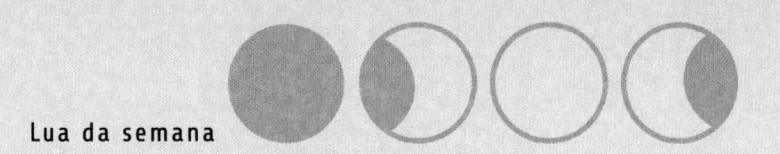

pezinho, mãozinha, narizinho, dedinhos, perninha, olhinhos, boquinha, o coraçãozinho batendo forte no ultrassom. não tem jeito: é tudo pequenininho, fofinho, delicadinho, mas não se preocupe: um dia você vai parar de falar assim e voltar ao normalzinho.

Acompanhamento da semana

(Para levar na próxima consulta médica)

peso:

humor:

apetite:

sono:

enjoo:

movimentos do bebê:

sintomas diferentes / alterações no organismo:

dúvidas:

Calendário da semana

Estou na 27ª semana de gravidez.

Lua da semana

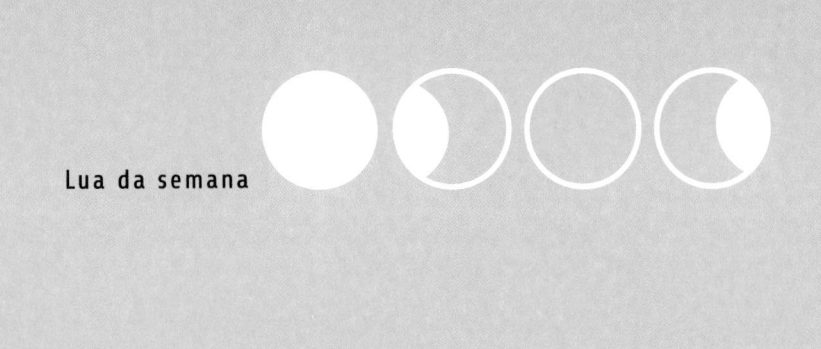

que nome dar? que livros ler? que filmes ver? e agora? como vai ser daqui pra frente? roupinhas, brinquedos, berço? quarto, gaveta, carrinho? quantas partes de mim são feitas de tranquilidade? quanto de mim é pura ansiedade? quem é que disse que eu preciso ser perfeita?

Acompanhamento da semana

(Para levar na próxima consulta médica)

peso:

humor:

apetite:

sono:

enjoo:

movimentos do bebê:

sintomas diferentes / alterações no organismo:

dúvidas:

Calendário da semana

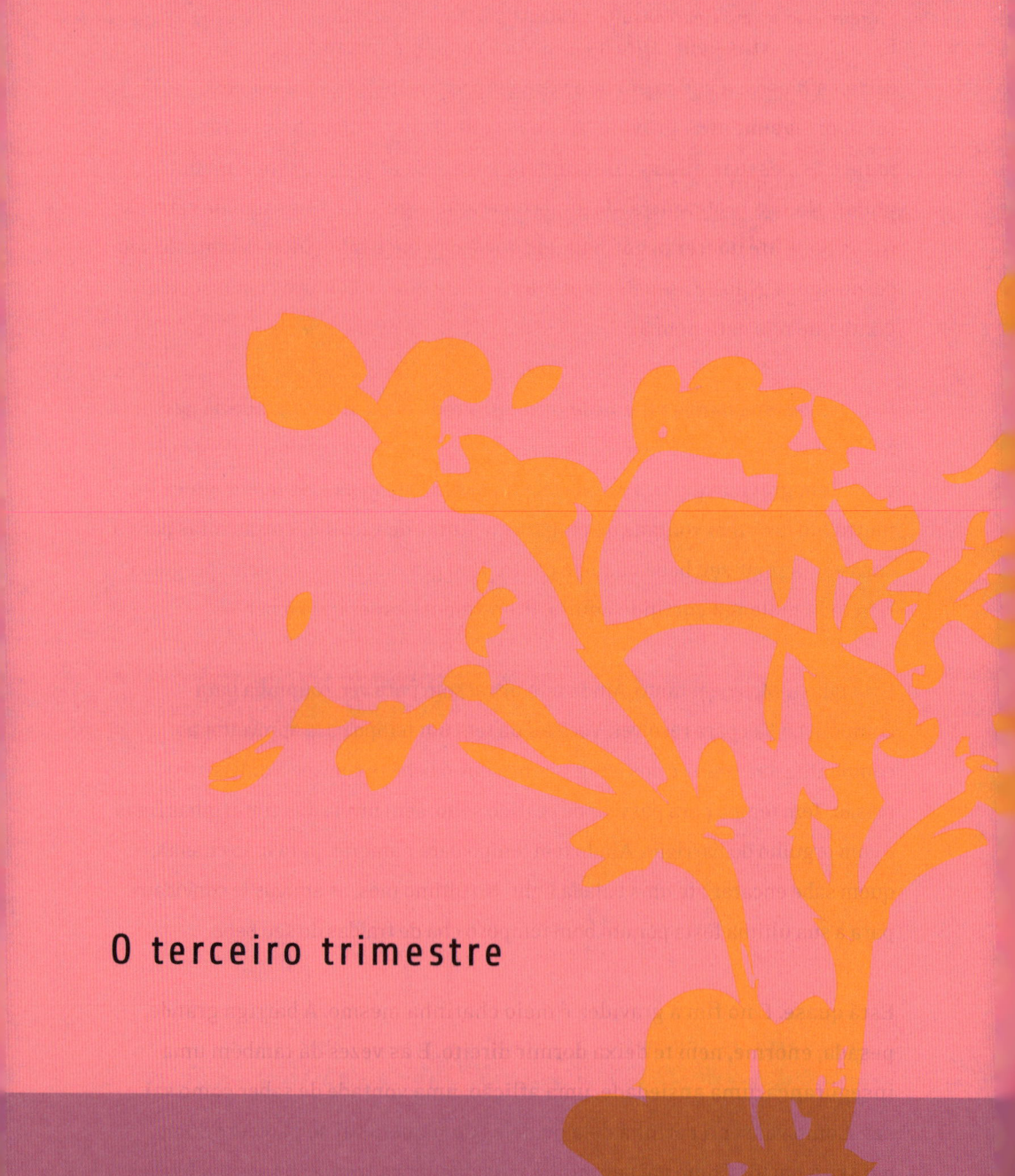

O terceiro trimestre

Está quase. Chegou o terceiro trimestre, aquele período em que as pessoas perguntam (e você não aguenta mais responder): para quando é o bebê?

Está quase. Mas nem tanto assim. Você tem pela frente os três últimos meses, a época em que você está visivelmente - e às vezes insuportavelmente - grávida. As suas roupas do comecinho já não servem mais e as pessoas olham diretamente para a sua barriga, sem o menor pudor. Na fila preferencial do supermercado, alguma senhorinha de cabelos roxos pode até querer pegar naquele que é o pedaço mais interessante do seu corpo agora. Não se assuste: tem muita gente que se comove com isso, tem gente que não está nem aí.

Está quase. Sua barriga muda de formato a toda hora. E dá vontade de passar horas observando esse fenômeno: uma pessoinha se mexendo ali, dentro de você. Tem grávida que fica animada e bem disposta e, mesmo quem nunca foi muito "do lar", tem vontade de preparar o ninho, de escolher coisas fofas para a casa e imaginar seu bebê naquele canto. Tem grávida que vira bicho-preguiça, fica toda molenga curtindo aquilo, literalmente esperando o bebê.

Está quase. Mas nem tanto. Ainda tem ultrassom para ver, roupinha para comprar, coisas para resolver. Você ainda tem um tempo para aproveitar a companhia da família e dos amigos antes que o bebê te confine à dulcíssima prisão. Tem tempo para passear de vestido solto, sem inveja das cinturinhas finas e com orgulho do barrigão. Ainda tem tempo para namorar, para ir ao cinema, e quem sabe encarar até uma balada light. No último mês, as amigas te convidam para a sua última festa por um bom tempo: o chá de fraldas do seu bebê.

Está quase. E no fim a gravidez é meio chatinha mesmo. A barriga grande, pesada, enorme, nem te deixa dormir direito. E às vezes dá também uma insegurança, uma ansiedade, uma aflição, uma vontade de saber como vai ser. Como vai ser a carinha dela ou dele? Com quem vai se parecer? Como vai ser o parto? Como vai ser minha vida daqui pra frente? Impossível saber antes de chegar a hora. Mas, calma. Está quase.

Estou na 28ª semana de gravidez.

Lua da semana

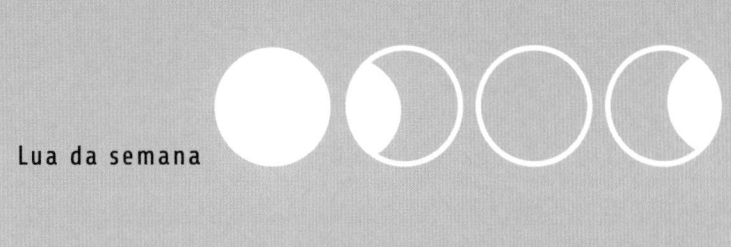

é hora de pôr as pernas pra cima. teve um tempinho? ponha os pés na cadeira em frente. quer respirar? deite um pouco, com as pernas pra cima. achou uma rede? que delícia. pernas pra cima. aproveite, porque depois que seu bebê nascer não vai ser fácil ficar assim, de pernas pra cima.

Acompanhamento da semana

(Para levar na próxima consulta médica)

peso:

humor:

apetite:

sono:

movimentos do bebê:

contrações:

sintomas diferentes / alterações no organismo:

dúvidas:

Calendário da semana

Estou na 29ª semana de gravidez.

Lua da semana

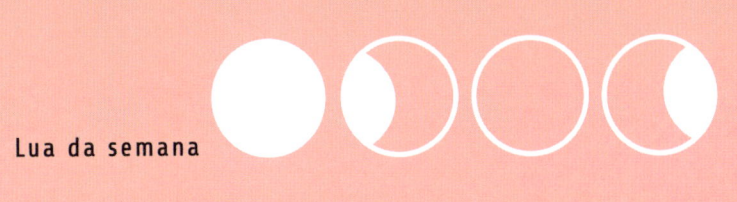

cada filha tem seu tempo. não se afobe, não se apresse. a vida é contra regras: cada gravidez é única. mas nada é assim tão certo. as datas não são tão exatas. os passos da gestação nem sempre são dados pela natureza do mesmo jeito. cada mulher tem seu jeito. cada filho tem seu ritmo.

Acompanhamento da semana

(Para levar na próxima consulta médica)

peso:

humor:

apetite:

sono:

movimentos do bebê:

contrações:

sintomas diferentes / alterações no organismo:

dúvidas:

Calendário da semana

Estou na 30ª semana de gravidez.

Lua da semana

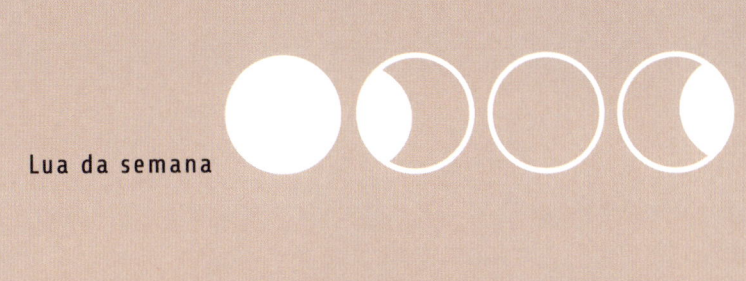

tem gente que fala com seus botões, tem gente que fala com sua barriga. do mundo, dos sentimentos, do que vem à cabeça. só tem uma voz, mas não é monólogo: o bebê mexe ou para de mexer, a barriga contrai ou não. hoje, não tem pessoa mais próxima de você do que seu bebê.

Acompanhamento da semana

(Para levar na próxima consulta médica)

peso:

humor:

apetite:

sono:

movimentos do bebê:

contrações:

sintomas diferentes / alterações no organismo:

dúvidas:

Calendário da semana

Estou na 31ª semana de gravidez.

Lua da semana

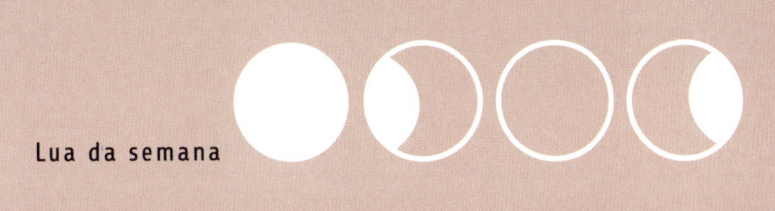

contrai, distrai, respira. contrai, para, aperta, sente, ri, respira. contrai, endurece, mexe, pensa, fala, relaxa, passa. seu corpo e o do bebê ensaiam para o parto. você já sabe como é uma contração. quando, além de todos os ingredientes, vier também a dor, você já sabe que é hora.

Acompanhamento da semana

(Para levar na próxima consulta médica)

peso:

humor:

apetite:

sono:

movimentos do bebê:

contrações:

sintomas diferentes / alterações no organismo:

dúvidas:

Calendário da semana

Estou na 32ª semana de gravidez.

Lua da semana

o desejo é uma mochila que a gente joga do outro lado do rio. para depois nadar atrás. nada é tão fácil, nada é tão pronto. demora mais ou menos nove meses. e depois. bom, depois tem mais uma travessia, e mais outra e mais outras tantas na vida. não é fácil, mas pode ser muito bonito.

Acompanhamento da semana

(Para levar na próxima consulta médica)

peso:

humor:

apetite:

sono:

movimentos do bebê:

contrações:

sintomas diferentes / alterações no organismo:

dúvidas:

Calendário da semana

Estou na 33ª semana de gravidez.

Lua da semana

o bebê já tem mais ou menos dois quilos. você já tem mais ou menos oito meses de gravidez. o bebê já tem um quarto mais ou menos decorado. você já tem mais ou menos certeza do nome. o bebê já tem mais ou menos tudo pronto. você tem cada vez menos paciência. e cada vez mais amor.

Acompanhamento da semana

(Para levar na próxima consulta médica)

peso:

humor:

apetite:

sono:

movimentos do bebê:

contrações:

sintomas diferentes / alterações no organismo:

dúvidas:

Calendário da semana

Estou na 34ª semana de gravidez.

Lua da semana

se você é daquelas prevenidas, é hora de deixar a bolsa da maternidade pronta. daqui pra frente começa um certo clima de contagem regressiva. como será que vai ser? e como será que ele(a) é? quando será que vai ser? 10, 9, 8, 7, 6...

Acompanhamento da semana

(Para levar na próxima consulta médica)

peso:

humor:

apetite:

sono:

movimentos do bebê:

contrações:

sintomas diferentes / alterações no organismo:

dúvidas:

Calendário da semana

Estou na 35ª semana de gravidez.

Lua da semana

vontade de saber quem é essa pessoa, de ver a carinha, com quem as parece, que voz tem, como é que chora, como é que dorme, como é que mama, como é que nascer pode ser assim uma coisa tão comum e tão especial ao mesmo tempo?

Acompanhamento da semana

(Para levar na próxima consulta médica)

peso:

humor:

apetite:

sono:

movimentos do bebê:

contrações:

sintomas diferentes / alterações no organismo:

dúvidas:

Calendário da semana

Estou na 36ª semana de gravidez.

Lua da semana

redonda, redondinha, como uma bola, um balão, cheia de curvas, visível, indiscreta, enorme e lisa, estufada, com o umbigo já apontando como um botão, redonda, redondinha, parecendo um planeta, e com o mundo inteiro girando ao seu redor.

Acompanhamento da semana

(Para levar na próxima consulta médica)

peso:

humor:

apetite:

sono:

movimentos do bebê:

contrações:

sintomas diferentes / alterações no organismo:

dúvidas:

Calendário da semana

Estou na 37ª semana de gravidez.

Lua da semana

tem uma parte chata, sim, não se sinta culpada por estar cansada. por querer que acabe logo. nenhuma posição é boa pra dormir. o xixi mal cabe na bexiga. o nariz começa a inchar. as costas doem. o fôlego falha. tudo pesa. mas isso passa quando o seu bebê chegar. e agora não vai demorar.

Acompanhamento da semana

(Para levar na próxima consulta médica)

peso:

humor:

apetite:

sono:

movimentos do bebê:

contrações:

sintomas diferentes / alterações no organismo:

dúvidas:

Calendário da semana

Estou na 38ª semana de gravidez.

Lua da semana

um corpo que cresce muito e que quase já não cabe em mim. um corpo que vai sair e viver outra vida. uma vida que vem de outra. e que ainda cria outras vidas. e assim por diante. corrente, fluxo, linha, vida. continuidade, ruptura, travessia, transformação.

Acompanhamento da semana

(Para levar na próxima consulta médica)

peso:

humor:

apetite:

sono:

movimentos do bebê:

contrações:

sintomas diferentes / alterações no organismo:

dúvidas:

Calendário da semana

Estou na 39ª semana de gravidez.

Lua da semana

pode ser a qualquer momento. a espera já, já vai acabar. e de um dia para o outro você vai se ver mãe. a rotina de cabeça pra baixo. tudo novo. tudo grande. intenso. pode ser a qualquer momento. e vai ocupar todos os momentos da sua vida. é só esperar.

Acompanhamento da semana

(Para levar na próxima consulta médica)

peso:

humor:

apetite:

sono:

movimentos do bebê:

contrações:

sintomas diferentes / alterações no organismo:

dúvidas:

Calendário da semana

Estou na 40ª semana de gravidez.

Lua da semana

tic-tac, tic-tac, tic-tac. tá na hora. é agora. não demora. tô esperando. tá chegando. tá pertinho. vem pra fora. vem pra fora. vem depressa. pro meu colo. tá na hora. vem pra fora. vem depressa. eu te quero. eu te espero. não demora. tá na hora. é agora. tá pulando. tá chegando.

Acompanhamento da semana

(Para levar na próxima consulta médica)

peso:

humor:

apetite:

sono:

movimentos do bebê:

contrações:

sintomas diferentes / alterações no organismo:

dúvidas:

Calendário da semana

Estou na 41ª semana de gravidez.

Lua da semana

que bebê preguiçoso. ainda por aí? vai ver que está tão gostoso esse espaço apertado e quentinho, que ele ficou sem vontade de sair. pode vir, criança, não tenha medo. aqui fora estamos todos querendo conhecer você. seja bem-vindo.

Acompanhamento da semana

(Para levar na próxima consulta médica)

peso:

humor:

apetite:

sono:

movimentos do bebê:

contrações:

sintomas diferentes / alterações no organismo:

dúvidas:

Calendário da semana

Estou na 42ª semana de gravidez.

Lua da semana

e então, felicidade existe? felicidade existe? talvez sim, talvez não. existe é banho de sol, choro, peito, riso, cansaço, passeio, banho de água, peito, riso, cansaço, passeio, fralda, soninho, dor, alegria, cheirinho de leite, espanto. mas e então? felicidade existe?

Acompanhamento da semana

(Para levar na próxima consulta médica)

peso:

humor:

apetite:

sono:

movimentos do bebê:

contrações:

sintomas diferentes / alterações no organismo:

dúvidas:

Calendário da semana

Durante
a gravidez, não é
só o corpo que muda. Já
pensando na vida que vem
por aí, você pode se interessar
por uma literatura específica, por
músicas, programas e filmes diferentes.
E acaba por descobrir uns cantos da
internet nunca dantes navegados, sites que
provavelmente em nenhum outro momento
da vida interessariam. Nesta parte do diário
trazemos algumas dicas, que são apenas um
ponto de partida para a sua pesquisa, sua
informação e sua diversão. A partir desses
livros e links, você vai descobrir outros, tão ou
mais interessantes que os que listamos aqui.
A cada dia publicam-se coisas bacanas sobre
gravidez, parto, aleitamento, maternidade.
É só você ficar atenta e guardar. Depois
você pode passar as suas dicas (e
também as suas roupas largas) para
as amigas que engravidarem, e
assim por diante. Crescei
e multiplicai-vos,
motherns :)

agenda da gravidez

Dicas de links:

www.amigasdoparto.com.br
www.aleitamento.med.br
www.correcotia.com.br
www.doulas.org.br
www.amigasdopeito.org.br
www.partodoprincipio.com.br
www.maternidadeativa.com.br
www.pinkblue.com
www.bebe.com.br
www.e-familynet.com
www.guiadobebe.uol.com.br
bebe.bolsademulher.com
www.slingando.com
www.babyslings.com.br
www.sampasling.com.br
www.casulobabysling.org
www.carinhoeaconchego.com.br

Em inglês:

www.netmums.com

www.parenting.com

www.babble.com

www.naturemoms.com

www.alphamom.com

www.fitpregnancy.com

www.parenthacks.com

www.surebaby.com

www.pregnancy-info.net

www.justmommies.com

www.babiesonline.com

www.parenthood.com

Livros de cabeceira:

As 500 melhores coisas de ser mãe.
Juliana Sampaio e Laura Guimarães. Matrix Editora.

Fralda justa.
Adam Wasson. Matrix Editora.

Bebê a bordo – Guia para curtir a gravidez a dois.
Dr. Flávio Garcia de Oliveira. Matrix Editora.

Gêmeos, trigêmeos ou o que mais vier.
Sara Gonçalves. Matrix Editora.

E depois do parto?
Dr. Flávio Garcia de Oliveira. Matrix Editora.

Mamãe eu quero: guia prático de alimentação para crianças de todas as idades.
Sonia Hirsch. Editora Corre Cotia.

Mothern – Manual da mãe moderna.
Juliana Sampaio e Laura Guimarães. Matrix Editora.

Nascer sorrindo.
Frederick Leboyer. Editora Brasiliense.

Receitas para grávidas.
Dr. Flávio Garcia de Oliveira. Matrix Editora.

Saúde natural para mulheres grávidas.
Elizabeth Burch e Judith Sachs. Editora Madras.

Parto ativo – um guia prático para o parto natural.
Janet Balaskas. Editora Ground.

O que esperar quando você está esperando.
Arlene Eisenberg, S. E. Hathaway e Heidi Murkoff. Editora Record.

Personas materno-eletrônicas: feminilidade e interação no blog Mothern.
Adriana Braga. Editora Sulina.

Sem açúcar com afeto.
Sonia Hirsch. Editora Corre Cotia.

Shantala: uma arte tradicional – massagem para bebês.
Frederick Leboyer. Ground Editora.

Só para mulheres.
Sonia Hirsch. Editora Corre Cotia.

Livros de cabeceira:

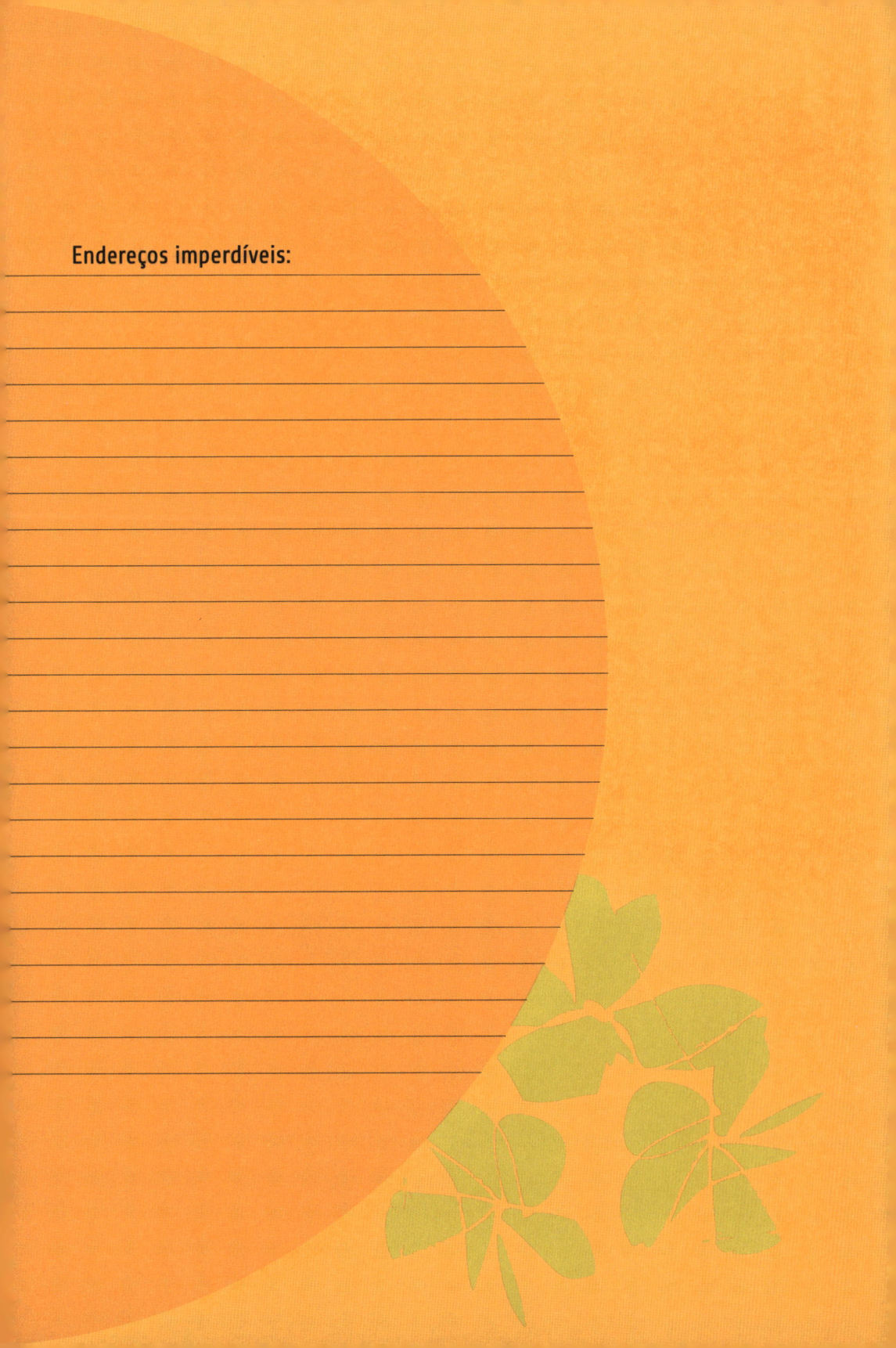

Endereços imperdíveis:

Telefones úteis:

Endereços imperdíveis:

Telefones úteis:

Ser mãe é...

ser acordada às 4h20
da madrugada para
responder a questões
inadiáveis, do tipo:
- Mamãe, como as
baleias beijam?

Do livro *Mothern - Manual
da mãe moderna* (Ed. Matrix, 2005)

Endereços imperdíveis:

02 Providências & preparativos

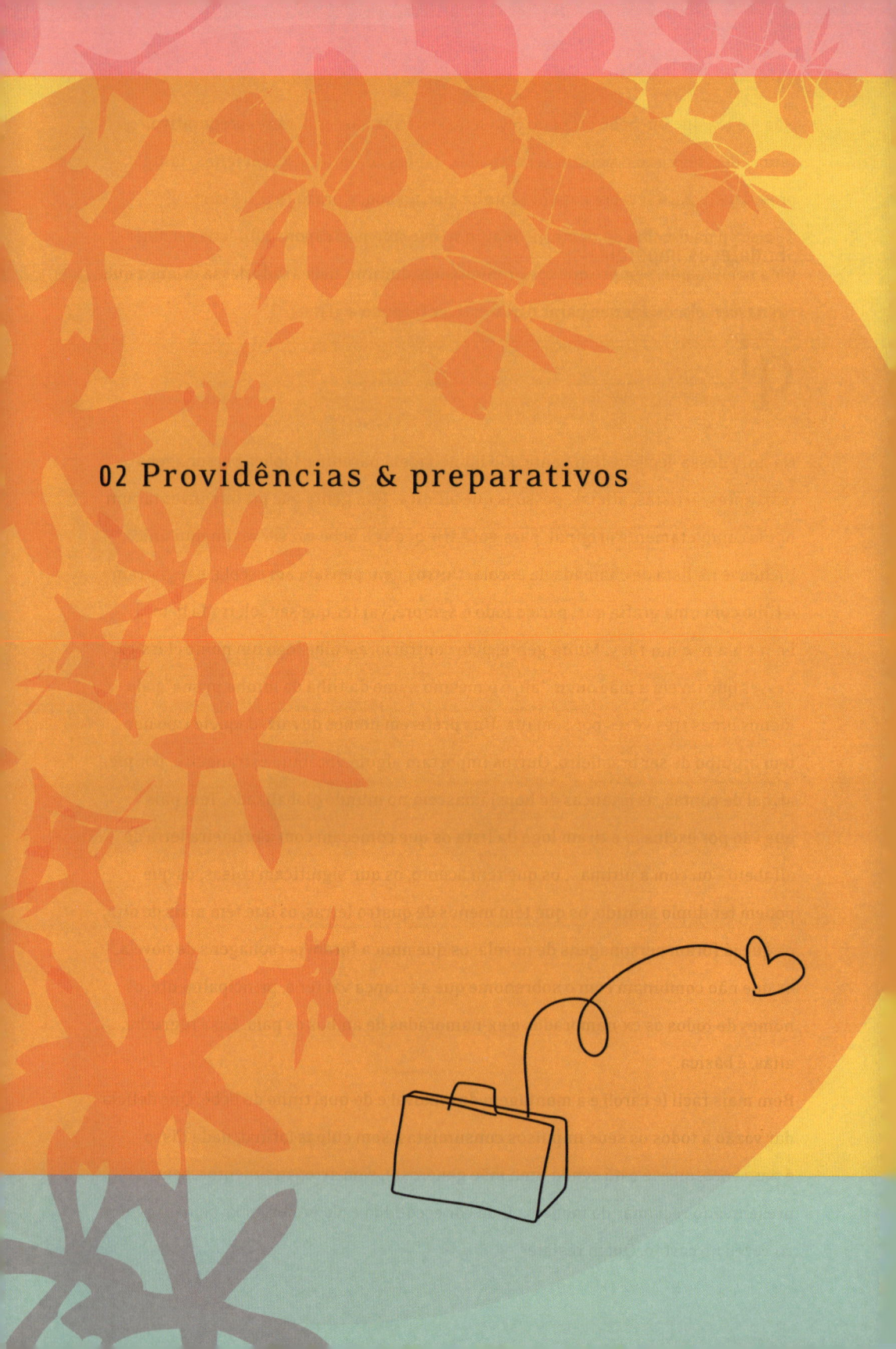

Não é à toa que um bebê humano leva 9 meses para nascer. É tanto preparativo, tantas decisões que precisam ser tomadas, tantas compras a serem feitas, tanta providência para receber essa pessoinha que, na boa, o prazo fica até curto. Começa pela escolha do nome. Já imaginou que imensa responsabilidade escolher uma palavra que, sempre que for pronunciada, durante toda a vida dessa criança que vai nascer, ela vai ter que parar o que estiver fazendo e gritar:

q!

Na hora dessa decisão, tem gente que homenageia parentes, ídolos, personagens marcantes, artistas, atletas, pessoas que admira. Tem gente que prefere inventar um nome completamente original, para garantir que seu bebê vai ser realmente único, inclusive na lista de chamada da escola. Outros nem pensam em escola, e registram o filho com uma grafia que, para o todo o sempre, vai ter que ser soletrada bem l-e-n-t-h-a-m-e-n-n-t-h-y. Muita gente, pelo contrário, escolhe logo um nome clássico, desses que fazem a mãe ouvir "ah, é o mesmo nome da filha da minha prima" pelo menos umas três vezes por semana. Uns preferem nomes de raiz, daquele tipo que tem orgulho de ser brasileiro. Outros importam algum vocábulo estrangeiro, porque, afinal de contas, as crianças de hoje já nascem no mundo globalizado. Tem pais que vão por exclusão e tiram logo da lista os que começam com a primeira letra do alfabeto – ou com a última –, os que têm acento, os que significam coisas, os que podem ter duplo sentido, os que têm menos de quatro letras, os que têm mais de oito, os que já foram personagens de novela, os que nunca foram personagens de novela, os que não combinam com o sobrenome que a criança vai ter e, principalmente, os nomes de todos os ex-namorados e ex-namoradas de ambos os pais. Essa regrinha, aliás, é básica.

Bem mais fácil (e caro!) é a montagem do enxoval e do quartinho do bebê. Que delícia dar vazão a todos os seus impulsos consumistas, sem culpas (afinal, nada disso é para você, que só está sendo uma mãe generosa), sem arrependimentos, sem o presenteado reclamar do modelo ou da cor escolhida e, de preferência, sem juros, em 10 vezes no cartão. Quem resiste?

Alice. Lina. Nina. Gabriela. André. Bruno. Lucas. Tiago. José. Rebeca.
Otávia. João. Ana Maria. Pedro. Steffania. Paola. Morgana. Marla. Carol.
Carolina. Jéssica. Renato. Alexandre. Carmem. Tito. Júlia. Franz. Juliana.
Laura. Andrea. Fernando. Leonardo. Edival. Eustáquio. Elisa. Cristiana.
Cristina. Daniel. Ciro. Elisângela. Valentim. Jairo. Sávio. Vânia. Valéria.
Rosaura. Tobias. Maysa. Milena. Marcelo. Éolo. Roberto. Kairu. Kazane.
Kauan. Luana. Priscila. Edgar. Rafael. Luciana. Ciro. Teresa. Juan. Ramon.
Glênio. Ahmed. Rui. Caio. Lia. Dora. Paulo Tadeu. Eduardo. Ronaldo.
Daniela. Théo. Cosme. Lis. Francisco. Felipe. Ana. Mariana. Marianne.
Mary. Inês. Ester. Terezinha. Cecília. Romeu. Matteo. Marina. Natanael.
Carla. Simone. Letícia. Dalila. Michel. Vítor. Diogo. Diego. Zoé. Helena.
Beatriz. Helenice. Úrsula. Luísa. Joana. Yohanna. Gil. Joaquim. Jaqueline.
Janaína. Jussara. Otília. Iraci. Érico. Clarice. Adélia. Cora. Carlos Henrique.
Florbela. Violeta. Rosa. Margarida. Melissa. Mauro. Ludovico. Sofia.
Anita. Ana Paula. Waleska. Antônio Augusto. Zaila. Charles. Juno. Rafi.
Francesca. Pablo. Samira. Cinara. Lorenzo. Flávio. Custódio. Ava. Amora.
Matias. Mateus. Jeremias. Tieko. Arminda. Lívia. Lídia. Lara. Bartolomeu.
Benjamim. Simon. Isabela. Graça. Bento. Benedita. Eunice. Laila. Brás.
Vitório. Manoel. Apoenan. Roberta. Nuno. Camilo. Ivone. Iago. Cristiano.
Gabo. Sandra. Mira. Iberê. Cornélio. Lupicínio. Israel. Lúcio. Mabe. Celso.
Cildo. Fábio. Amílcar. Cássio. Tarsila. Amadeo. Cândido. Iracema. Andy.
Zola. Gertrude. Jimmy. Herman. Antoine. Dalton. Anselmo. Anália. Violante.
Victorino. Vicente. Ronaldo. Oswaldo. Modesto. Barney. Emília. Waltércio.
Humberto. Horácio. Magali. Hermes. Inácio. Valquíria. Ernesto. Iole.
Nelson. Plínio. Alberto. Leandro. James. Giulio. Túlio. Aurélio. Amália.
Amélia. Rodolfo. Tomé. Alfredo. Jonathan. Angélica. Freusa. Marta.
Rosemary. Baden. Gilberto. Astrud. Halley. Donatela. Jefferson. Jardel.
Iomar. Ioná. Benício. Graciliano. Benedita. Gilson. Dilon. Lira. Iara.
Glaura. Carmelo. Ozanam. Cordélia. Claudine. Rivane. Lisa. Diva. Guiomar.
Epaminondas. Wladimir. Diadorim. Ida. Ian. Constantin. Rosângela.
Suzana. Alemar. Olimar. Emiliana. Márcio. Augustin. Arthur. Andressa.
Ubaldo. Lui. Eduarda. Lavínia. Akira. Scarlet. Mirelly. Maria. Valentina.
Catarina. François. Tales. Talita. Milena. Ulisses. Ada. Jade. Gustavo.

A escolha do nome

Lucília. Miguel. Saulo. Sabrina. Saul. Bernardo. Ângela. Patrícia. Marisa
Regina. Cícero. Norberto. Maurilo. Dan. Bernadete. Fábia. Alexandre.
Alex. Abel. Teodoro. Nicole. Sérgio. Rosana. Isaura. Poliana. Pilar. Kelly.
Aline. Levi. Nicolau. Denis. Davi. Olavo. Zita. Josaine. Sandro. Atílio. Taísa.
Lana. Irene. Maurício. Vicente. Tim. Tom. Tina. Tana. Lelo. Josias. Afonso.
Leonor. Salim. Fausto. Hilda. Rodrigo. Guido. Gianni. Josué. Amarílis. Nico.
Clemente. Anastácia. Viviana. Lourdes. Nicola. Milton. Eurico. Diná. Arlene.
Geraldo. Veridiana. Clara. Leila. Félix. Eulália. Jorge. Tomás. Mercedes.
Amanda. Dersu. Marc. Celeste. Francine. Tatiana. Milena. Clementine.
Adam. Eugênia. Gilda. Nino. Rita. Alberto. Sônia. Susan. Gaspar. Izael.
Agnes. Ítalo. Silas. Quitéria. Karina. Acácio. Natan. Isabelle. Otto. Virgínia.
Vinícius. Jonas. Raquel. Lúcia. Lucila. Diadora. Solange. Luan. Gabriel.
Anali. Igor. Yuri. Tânia. Telmo. Lino. Vito. Jane. Edgar. Iolanda. Guilherme.
Nestor. Ísis. Rubens. Javier. Máximo. Pietro. Olga. Oliver. Kiko. Ismael.
Dorothy. Melina. Lázaro. Lygia. Augustina. Dante. Maura. Sílvia. Zaquel.
Frederico. Jean. Flora. Luís Paulo. Izabel. Bel. Marion. Douglas. Adriano.
Maria João. René. Gilles. Francis. Aniela. Luna. William. Sebastião. Dóris.
Renata. Haroldo. Rogério. Otávio. Sueli. Denise. Evandro. Maíra. Ruth.
Cícero. Lorena. Horácio. Giancarlo. Eva. Emílio. Pierre. Cláudia. Paula.
Noel. Isaac. Sara. Ibrahim. Benito. Carina. Elvira. Constância. Judith.
Marcos. Célia. Ivete. Samuel. Elaine. Gisela. Marielle. Alan. Ivana. Kaila.
Júlio César. Vera. Tarcísio. Wilma. Felícia. Paloma. Uriel. Ney. Manuela.
Consuelo. Caetano. Agda. Rafaela. Anderson. Arnaldo. Bruna. Natália.
Cássia. Martim. Fátima. Josi. Jamila. Luigi. Marília. Glória. Giovanna.
Santiago. Rosalina. Vanessa. Ramiro. Hugo. Ivan. Jair. Kátia. Léa. Leandro.
Mônica. Olívia. Kevin. Nádia. Soraia. Liana. Orlando. Selma. Branca.
Moreno. Preta. Heitor. Carlo. Eliseu. Mariano. Raul. Karen. Bárbara. Simão.
Taís. Mara. Tainara. Tito. Emanuel. Max. Camila. Alessandra. Fabrício.
Luciano. Luca. Antero. Mirla. Isadora. Justo. Adelaide. Gonçalo. Michele.
Marcela. Isa. Álvaro. Otacília. Murilo. Laís. Celina. Estela. Wendy. Ivo.
Luzia. Lila. Laudelina. Aurora. Zélia. Zilá. Zilda.
Agora o trabalho é seu.

Nomes de menina:

.

.

.

.

.

.

.

.

.

.

.

.

A escolha do nome

Nomes de menino:
-
-
-
-
-
-
-
-
-
-
-
-
-

A B C

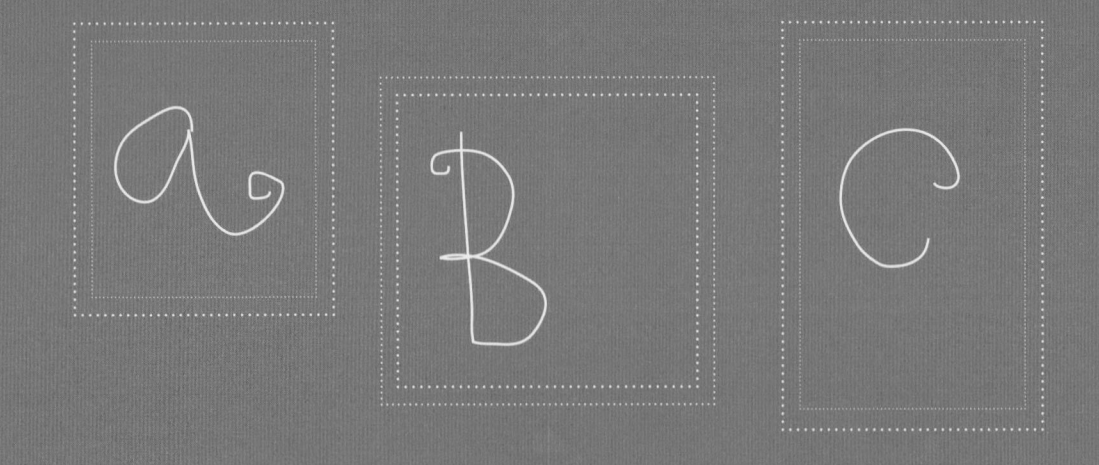

Nomes finalistas e por que gostamos deles:

1.

2.

3.

4.

A escolha do nome

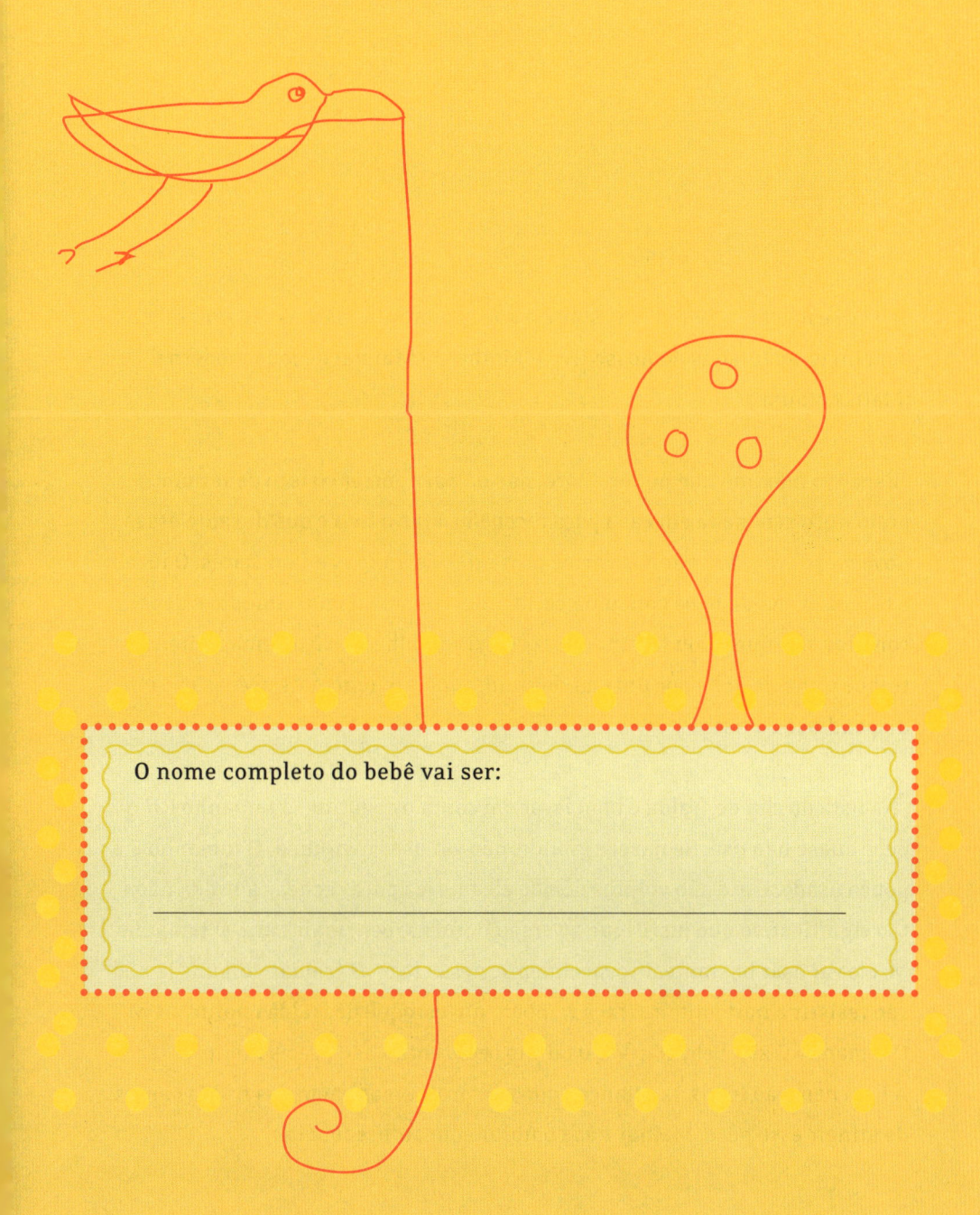

O nome completo do bebê vai ser:

_____

O enxoval – dicas gerais

Se você está cheia de dúvidas sobre o que comprar ou não, aí vão umas dicas bem úteis, adaptadas do nosso livro "Mothern - Manual da mãe moderna" (Matrix, 2005):

. Espere o máximo que puder. Claro, não dá para correr o risco de ter um prematuro sem nada em casa para recebê-lo. Mas o fato é que durante esses nove meses você vai ganhar vários presentes de amigos e familiares. O ideal é fazer um chá-de-bebê com uma certa antecedência do nascimento e depois comprar só o que ficou faltando. Se preferir escolher você mesma os itens, troque o chá-de-bebê por um chá-de-fralda, que é o item mais necessário e dispendioso da lista.

. Na lista do chá-de-fralda é bom levar em conta o seguinte: o tamanho RN o bebê quase não usa. Se nascer grande, não vai usar nenhuma. O tamanho P é pouco usado. E até aí o volume do que ele fabrica para rechear a fralda não é tão significativo que justifique a versão noturna, bem mais cara. O tamanho M, ele vai usar bastante. Provavelmente, nessa fase as fraldas comuns já não vão resistir a noite inteira: faça também um estoque de fraldas noturnas M. O tamanho G seu bebê não vai usar tão cedo, então não precisa ter pressa. A EXG nem são todas as crianças que usam: algumas saem das fraldas antes de atingir esse peso. Melhor não comprar com antecedência.

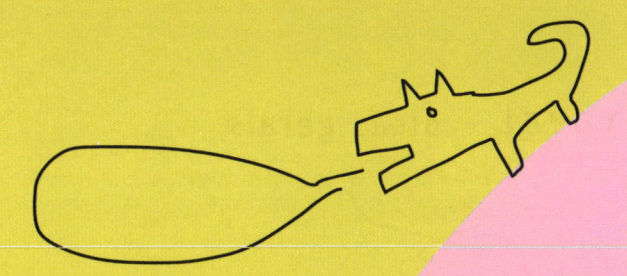

. As roupinhas também seguem esse padrão: quase não se usa o tamanho RN (a não ser em caso de prematuros, mas isso você não tem como prever). Além disso, bebês muito novinhos, que usam RN ou P, quase não saem de casa, não usam roupas cavadas demais (como conjuntos de sol muito abertinhos) e ainda não se sujam no chão: o volume de roupas é bem menor.

. Antes de se deixar apaixonar pelos modelitos, leve em conta o clima da sua cidade e a estação do ano em que seu bebê vai nascer. Quase toda mãe de primeira viagem passou por isso: comprou várias camisetinhas cavadas tamanho P para um bebê que só ia nascer em junho. Resultado: quando o calor apareceu, nada mais servia.

. Dê preferência às peças de algodão, sem tantos detalhes, frufrus e apliques, que não precisem ser lavadas à mão, secadas na sombra, passadas a frio etc. Depois que o seu bebê nascer, você vai amaldiçoar cada dobrinha do tecido e prezar como nunca a praticidade.

. Por mais dicas que você receba, só vai mesmo saber exatamente do que o seu bebê precisa depois que vocês criarem uma rotina própria. O que é inútil para uns, para outros é absolutamente indispensável.

A lista que montamos a seguir contém praticamente todos os itens que você vai encontrar por aí. Ela foi pensada para servir de guia, mas não significa que você vai precisar disso tudo. Avalie a sua realidade e, na dúvida, deixe para comprar depois que o bebê nascer.

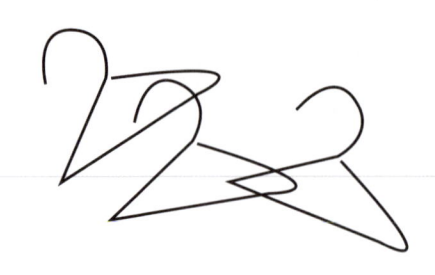

●●●●●	Bodies de algodão sem manga
●●●●●	Bodies de algodão manga curta
●●●●●	Bodies de manga comprida
○○○○○	Macacões compridos
○○○○○	Macacões curtos
○○○○○	Macacões de sol (sem manga)
●●●●●	Camisetinhas sem manga
●●●●●	Camisetinhas de manga curta
●●●●●	Camisetinhas de manga longa
●●●●●	Culotes sem pés (calça, geralmente de algodão, também conhecida como mijão)
●●●●●	Culotes com pés
○○○○○	Shortinhos de algodão
●●●●●	Conjunto pagão
●●●●●	Casaquinhos de lã
●●●●●	Casaquinhos de linha
○○○○○	Casaquinhos de malha
○○○○○	Mantas de lã

O guarda-roupa do bebê

Mantas de linha ou algodão

Vira-manta

Porta-bebê (saco de dormir)

Cueiros

Pares de meia

Pares de pantufas

Pares de sapatinhos

Luvas

Toucas

Chapeuzinhos ou bonés

Itens *fashion-descontrol* para deixar o seu bebê bem lindo

Outros:

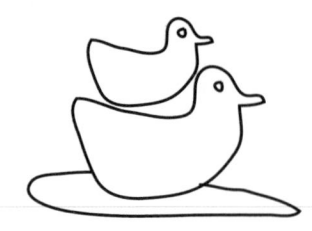

... Pacotes de fraldas descartáveis RN
... Pacotes de fraldas descartáveis P
... Pacotes de fraldas descartáveis M
... Pacotes de fraldas descartáveis G

(Obs.: atualmente, muitas mães estão se conscientizando da poluição que essas fraldas representam, e trocando-as por modernas fraldas de pano, que são tão anatômicas quanto as descartáveis e muito mais ecológicas. Informe-se antes de escolher.)

... Fraldas de pano tradicionais

(têm múltiplas utilidades, entre elas forrar o ombro do adulto que vai fazer o bebê arrotar)

... Banheira

(não se esqueça de escolher uma de fácil limpeza, sem reentrâncias que acumulem sujeiras)

... Suporte para banheira
... Termômetro para medir a temperatura da água

(se você confiar no seu tato, não precisa)

... Espuma para banheira

(para ser colocada dentro da banheira, evitando que o bebê escorregue)

... Sabonete líquido
... Sabonete neutro
... Saboneteira
... Xampu neutro para bebê
... Condicionador neutro para bebê

(este é só para os muito cabeludinhos. Melhor esperar nascer antes de comprar.)

... Colônia (para usar nas roupinhas)
... Loção higienizante
... Óleo para massagens
... Óleo para troca

Higiene e saúde

- Creme para assaduras
- Talco
- Hastes flexíveis de algodão (cotonetes)
- Ataduras de gaze para umbigo
- Álcool 70% (para umbigo)
- Soro fisiológico (para limpar os olhos do bebê)
- Lenços de papel
- Garrafa térmica
 (para armazenar a água quente usada na limpeza do bebê, nas trocas)
- Pacotes de algodão em bolas ou em quadradinhos
- Pacotes de lenços umedecidos
- Cestinha para guardar e deixar à mão o material de higiene
- Balde e bacia (para pôr roupinhas de molho)
- Toalhas com capuz
- Toalhas sem capuz
- Toalhas-fralda
 (para forrar a toalha de banho e evitar o contato do tecido áspero com o bebê)
- Trocador impermeável
- Tesourinha de unha ou cortador de unhas tipo trim
- Lixa de unha
- Jogo de escova e pente
- Massageador de gengiva de silicone
- Termômetro clínico
- Aspirador nasal (limpa o nariz do bebê por sucção)
- Bolsa de água quente ou bolsa térmica com gel para cólicas

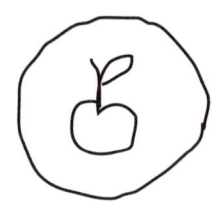

Babadores

Fraldinha ou paninho de boca

Cadeirão

Bebê-conforto

Tira-leite

(aparelho manual ou elétrico usado para, literalmente, "ordenhar" seu peito)

Recipientes para armazenar o leite materno

(sacos ou potes esterilizados para congelar seu leite)

Chuquinha

(Essa parte de chuquinhas e mamadeiras, assim como as chupetas, também é polêmica. Todo mundo sabe que o aleitamento materno é a melhor opção, sempre, e que num mundo ideal nada disse deveria ser necessário. Pesquise, informe-se e reflita antes de comprar.)

Mamadeiras pequenas (80 ml)

Mamadeiras médias (150 ml)

Mamadeiras grandes (150 ml)

Bicos de mamadeira avulsos

Escova para mamadeira

Escorredor para mamadeiras

Aquecedor de mamadeiras

Esterilizador de mamadeira (pode-se usar o micro-ondas)

Pinça plástica para pegar os itens esterilizados

Hora da comida

- Coador
- Peneira
- Funil
- Conta-gotas
- Jogo de panelas pequenas de ágata
- Conjunto para refeição (pratinho, colher, copo)
- Colherinha com ponta revestida

Outros:

- Chupetas

(este é um item polêmico. Converse com seu pediatra e informe-se antes de comprar)

- Porta-chupetas
- Prendedores de chupetas
- Mordedores
- Chiqueirinho

(se preferir, espere seu filho começar a engatinhar, para ver se vocês vão mesmo precisar de um)

- Tapete de atividades

(idem)

- Carrinho de passeio
- Lençóis ou forro para o carrinho
- Guarda-sol ou proteção de chuva para carrinho
- Bebê-conforto portátil ou cadeirinha para o carro
- Moisés

(não é necessário se você já tem o bebê-conforto adaptado para transportar o bebê no carro)

- Lençóis ou forro para o carrinho e/ou para o moisés
- Encosto protetor para a cabeça
- Sacola ou bolsa de passeio
- Trocador portátil
- Sling

(faixa de tecido com argolas para prender no ombro de um adulto e carregar o bebê aconchegadinho junto ao corpo)

Descanso e passeio

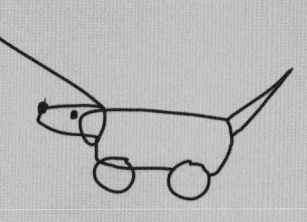

- Canguru
(também conhecido como baby-bag, para quem não se adaptar bem com o sling)
- Porta-mamadeira térmico
- Malinha de viagem
- Nécessaire ou frasqueira
- Berço portátil
(analise a rotina da família para ver se realmente vale a compra)

Outros:

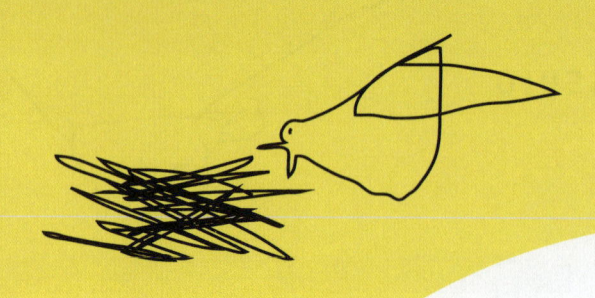

..........Berço
(especialistas recomendam que o espaço entre as grades não ultrapasse 6 cm,
para a segurança do bebê)
..........Colchão de berço
..........Jogos de lençóis
..........Lençóis avulsos para cobrir
..........Lençóis avulsos com elástico para forrar
..........Travesseiros antissufocantes
..........Fronhas
..........Cobertores antialérgicos
..........Edredons
..........Colchas para o berço
..........Protetor impermeável de colchão
..........Protetores de berço
..........Saia de berço
..........Posicionador para dormir (segura-neném)
..........Rolos de almofada para o berço
..........Mosquiteiro para o berço
..........Móbile
..........Cestos ou armazenadores para roupas
..........Cabides

Preparando o ninho

.... Vaporizador
.... Umidificador de ambiente
.... Poltrona
.... Almofada para amamentar
.... Cômoda com trocador
.... Guarda-roupas
.... Cama ou sofá-cama para acompanhante
.... Babá eletrônica
.... Abajur
.... Lixeira com pedal

Outros:

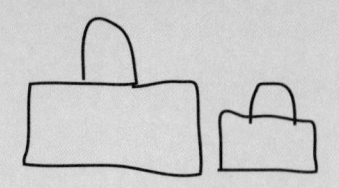

Para você:

.... Camisolas ou pijamas que abotoem na frente e um robe.
.... Uma muda de roupa para voltar para casa
(mas não aquele jeans que você usava antes de engravidar. Para falar a verdade, melhor levar alguma coisa que cabia em você mais ou menos no sexto mês de gravidez.)
.... Calcinhas
.... Absorventes
.... Sutiãs de amamentação
.... Protetor de seios
.... Cinta pós-parto (se você pretender usá-la)
.... Chinelos
.... Agasalho e meia, se estiver frio
.... Nécessaire com produtos de higiene e maquiagem
(pelo menos um batonzinho!)
.... Lenços de papel
.... Secador de cabelos
.... MP3 player, livro, revistas (para mães otimistas)
.... Máquina fotográfica e/ou filmadora, com bateria e recarregador
.... Este diário, para registrar tudinho
.... Todos os documentos necessários para a internação,
            carteira de assistência médica, guias etc
(não se esqueça de conferir isso algum tempo antes e já deixar preparado).

Outros:
....
....

A sacola da maternidade

Para o bebê:

...... Pacote de fraldas

...... Bodies de algodão

...... Macaquinhos

...... Casaquinhos

...... Pares de meias

...... Paninhos de boca

...... Fralda de ombro

...... Mantas

...... Se estiver frio, touquinha, conjunto de lã, luva, porta-bebê

...... Nécessaire com os produtos de higiene do bebê

(estes itens são oferecidos pela maioria das maternidades, então é melhor você ligar antes para confirmar se precisa levar ou não)

...... Enfeite para a porta do quarto

...... Lembrancinhas para as visitas

...... Bebê-conforto para carro ou moisés

(para o transporte do bebê na saída da maternidade)

...... Outros:

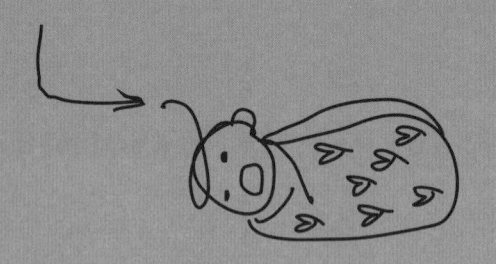

No hospital ou em casa?
De cócoras? Deitada? Ou dentro d'água?
Com ou sem anestesia?
Com ou sem episiotomia?
Natural ou cesárea?
Onde vai ser? Quanto vai custar?
Você já conhece o método Leboyer?
Sabe o que é parto humanizado?
E doula, já ouviu falar nessa profissão?

Existem muitas e muito diferentes formas de dar à luz. Como você gostaria que fosse o seu parto? Qual é a melhor opção para você e para o seu bebê? Essa é uma decisão que deve ser tomada em conjunto com o seu médico, e não apenas por ele. O corpo é seu, a criança está dentro de você, é seu direito protagonizar esse momento e saber exatamente os riscos e os benefícios de cada procedimento, e como estão as condições de saúde, sua e da criança que você está trazendo ao mundo. Para isso, é fundamental estar bem informada e não ter receio de fazer perguntas. As páginas seguintes estão reservadas para você reunir e organizar as dúvidas e as informações que vão ajudá-la a participar, de forma consciente, de todas as decisões que envolvem o nascimento do seu bebê.

Informando-se sobre o parto

Informando-se sobre o parto

03 Coleção de lembranças

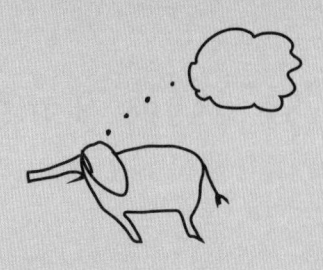

Cápsula do tempo.

Um dia, daqui a uns bons anos, essa pessoinha que hoje está dentro de você, no meio de uma travessura ou por puro acaso, vai encontrar este diário esquecido em alguma gaveta do armário. Ou vai recebê-lo de suas mãos, páginas já levemente amareladas, com um laço de fita ao redor e lágrimas nos olhos. Vocês então vão folheá-lo juntos, você relembrando as dores e delícias de cada fase dessa espera, ele (ou ela) se encantando com um pedacinho da própria história (ou seria "pré-história"?) que ainda desconhecia.

Mas... Como legar para outro o que às vezes é mais sensação do que memória? Muitas vezes, a lembrança mais significativa de uma época são pequenos fragmentos de emoções fugidias, um cheiro, uma música, um arrepio diferente, a luz de um fim de tarde flagrada de relance por uma cortina entreaberta. (Entra trilha romântica. Sobem créditos.)

As páginas seguintes deste diário foram pensadas para você tentar recolher também essas memórias fugazes, as imagens mais significativas dessa gravidez e convidar seu parceiro, seus parentes e amigos para deixarem aqui recados e impressões que um dia ainda vão virar herança para esse alguém que está chegando.

Se esses 9 meses fossem...

Um sabor:

Um cheiro:

Um lugar:

Uma cor:

Um livro:

Um filme:

Um momento do dia:

Um objeto:

Uma frase:

Trilha sonora da gravidez

Já reparou como as músicas têm o poder de nos transportar no tempo e fazer reviver exatamente a emoção da época em que as escutamos?
Então, anote aqui as canções que você anda ouvindo enquanto a barriga cresce, porque são elas que, no futuro, vão colocar esse sorriso de novo no seu rosto.

Nome da música:	Artista / Grupo:

De:

Data: /   /

Recados da família e dos amigos

De:

Data: /   /

De:

Data: /   /

De:

Data: /   /

Recados da família e dos amigos

De:

Data: / /

De:

Data: / /

De:

Data: / /

Recados da família e dos amigos

De:

Data: /   /

De:

Data: /   /

De:
Data: /   /

Recados da família e dos amigos

De:

Data: /   /

De:

Data: /   /

De:

Data: /   /

Recados da família e dos amigos

De:

Data: /   /

De:

Data: /   /

Ultrassonografias

data: /   /

data: /   /

Fotos da espera

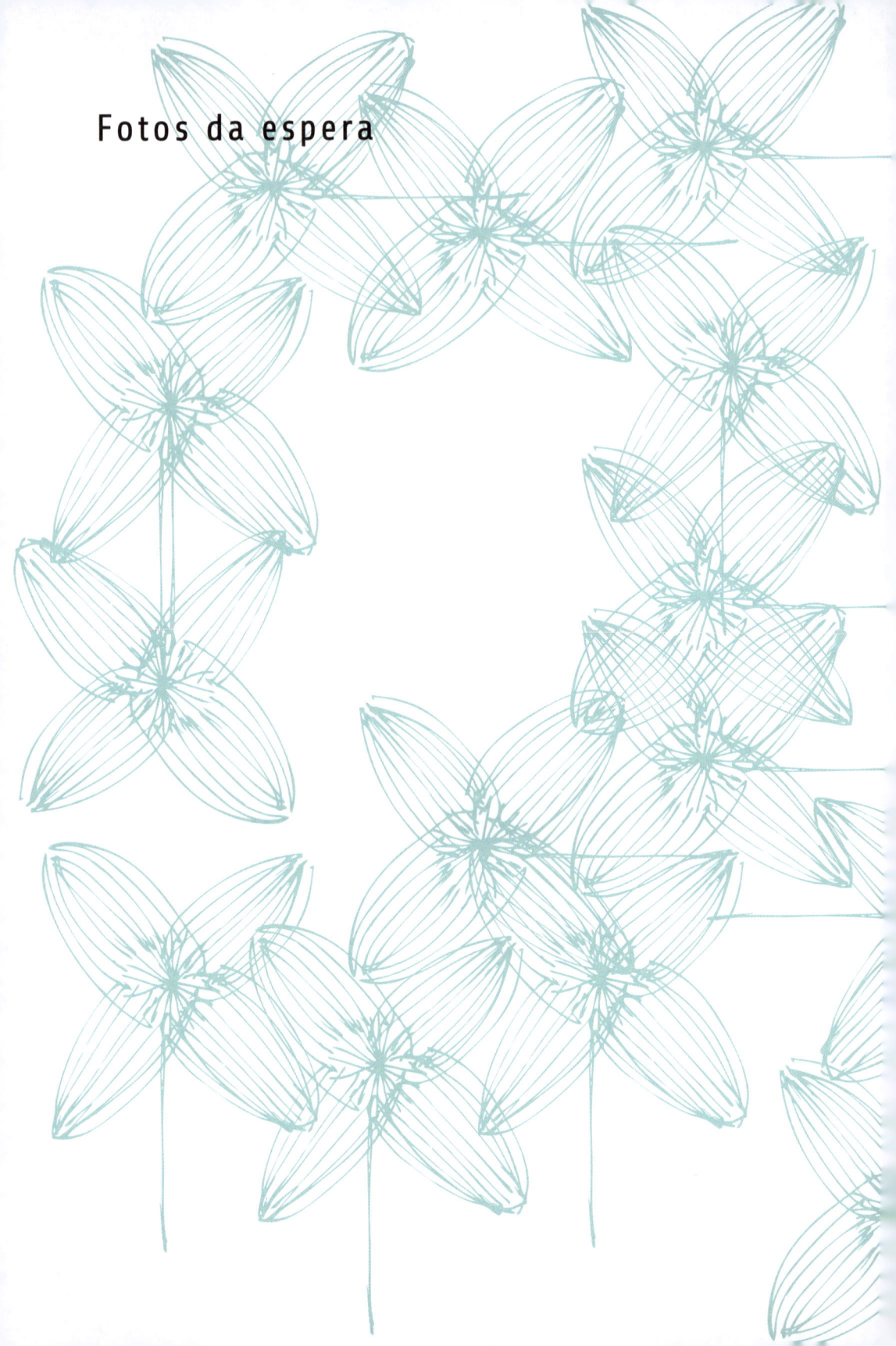

data: /   /   tirada por:

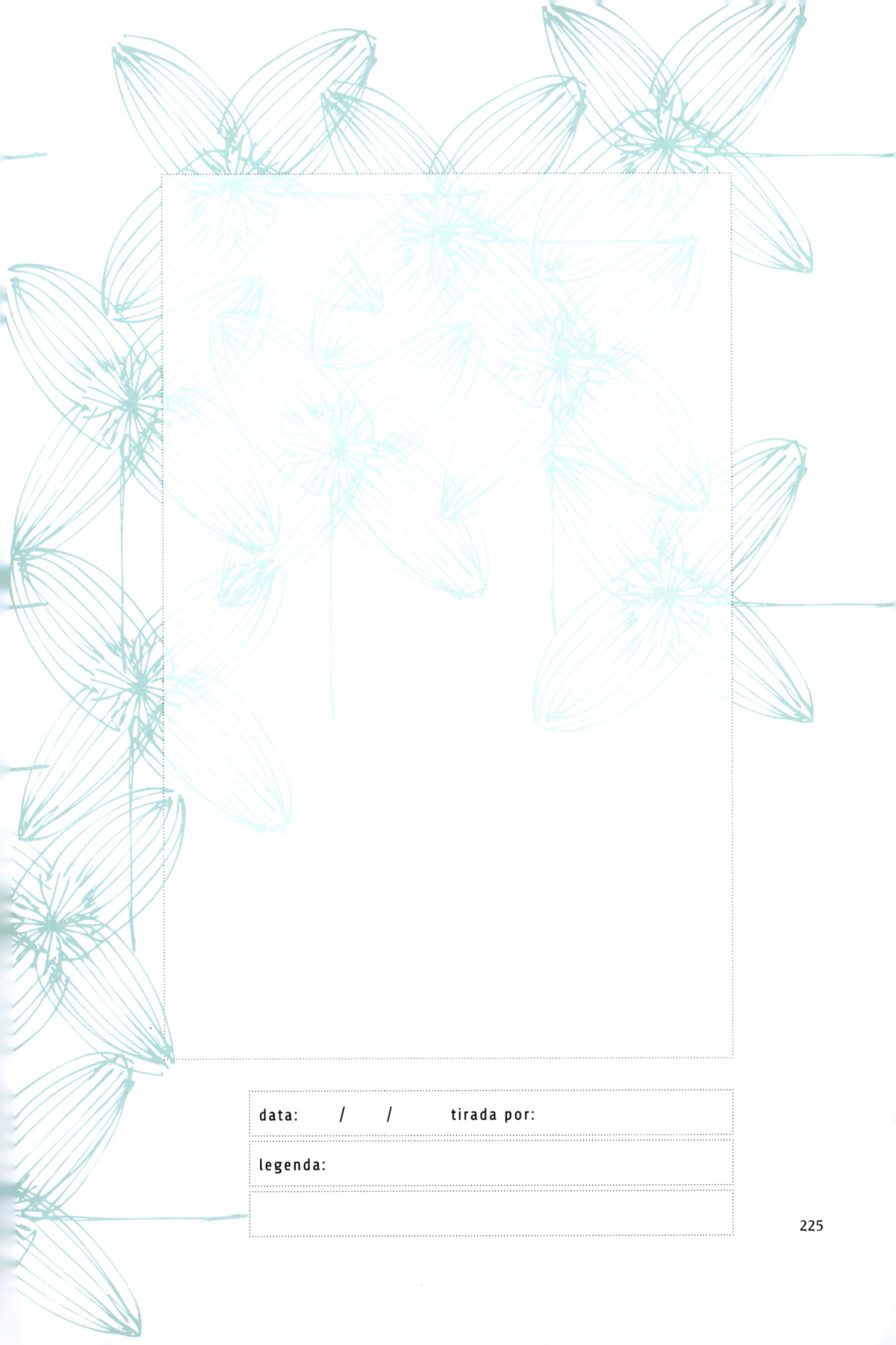

legenda:

data: /   /   tirada por:

legenda:

Fotos da espera

data: /   /   tirada por:

legenda:

data: /   /   tirada por:

legenda:

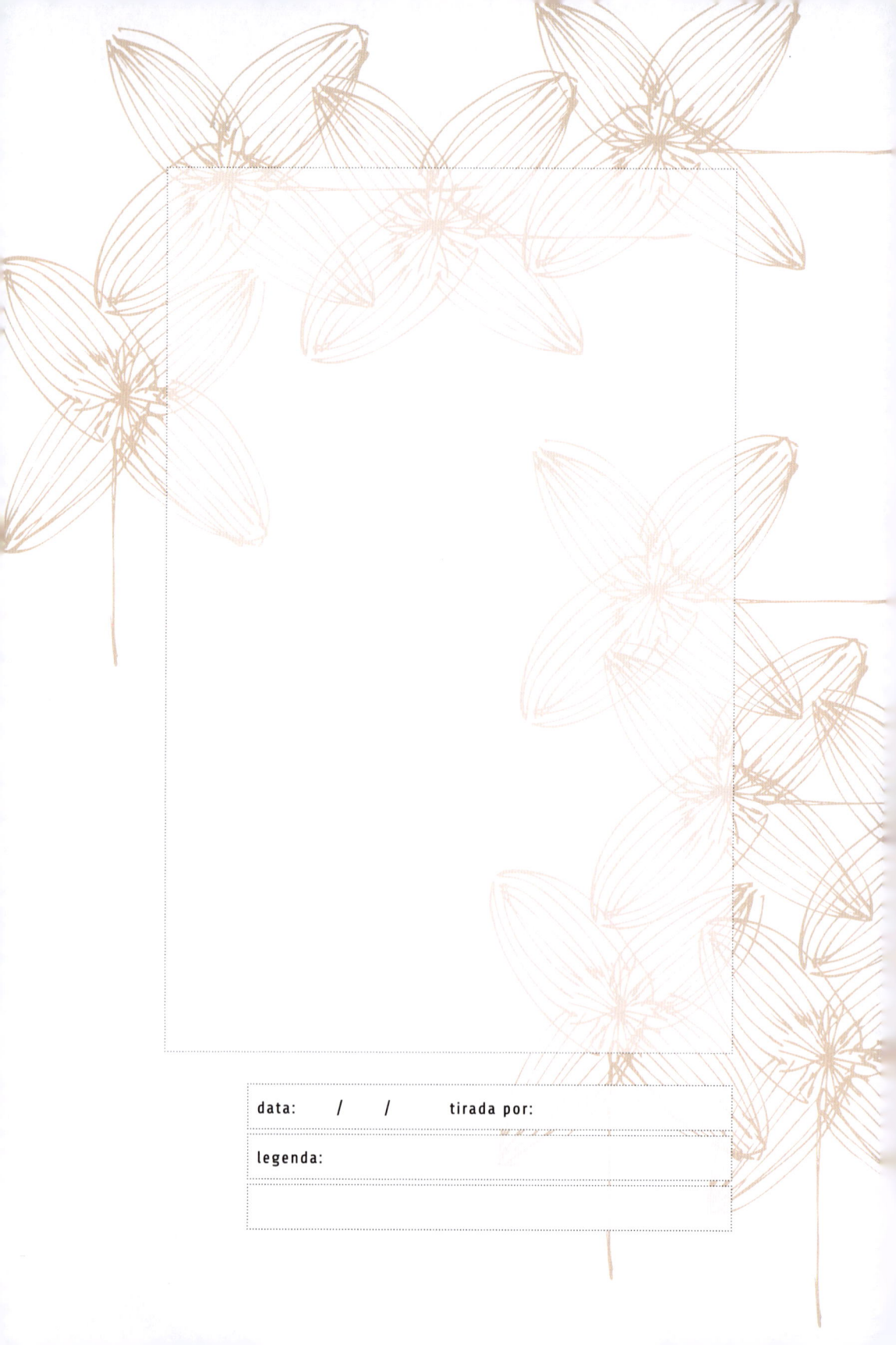

Fotos da espera

data: /   /   tirada por:

legenda:

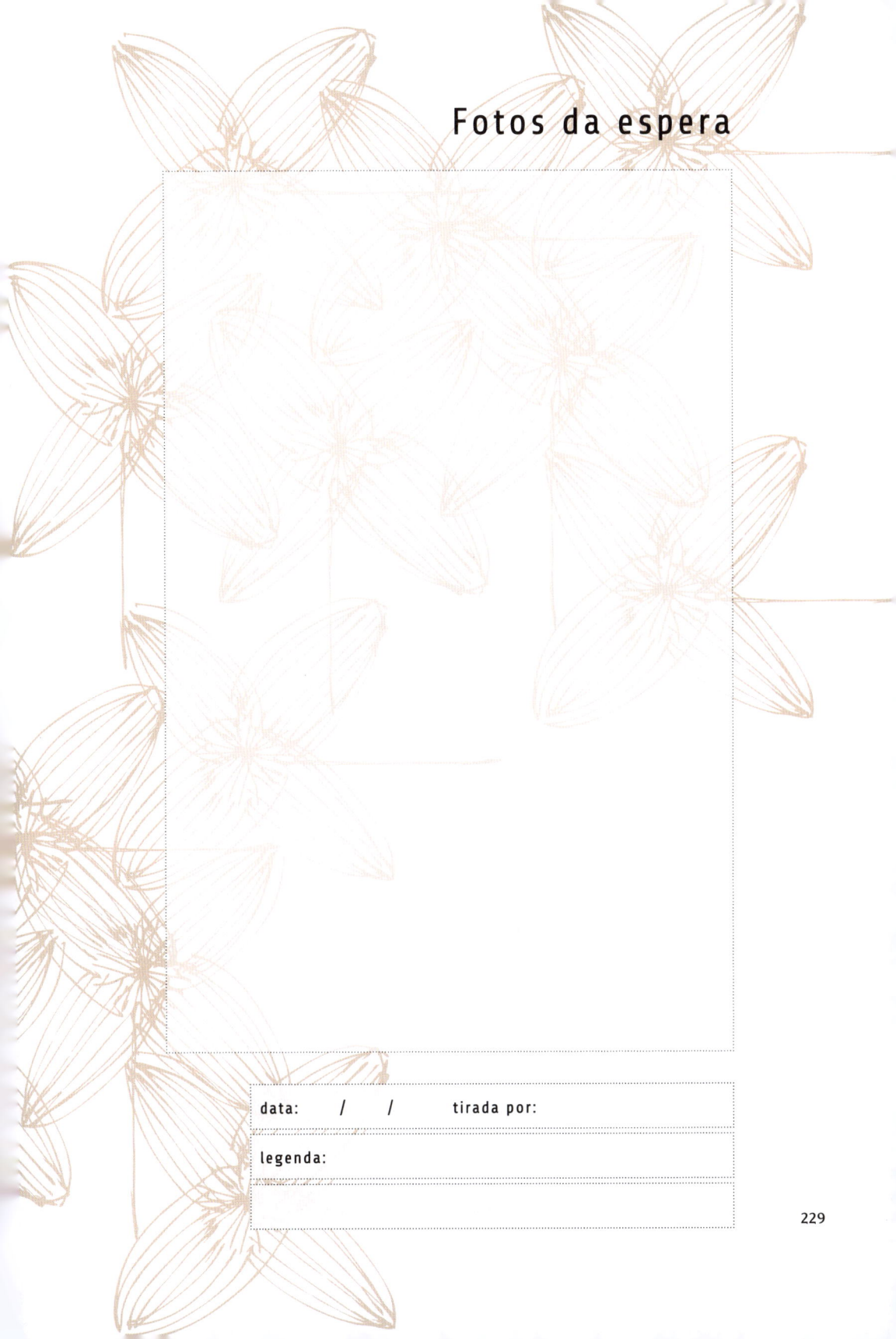

data: /   /   tirada por:

legenda:

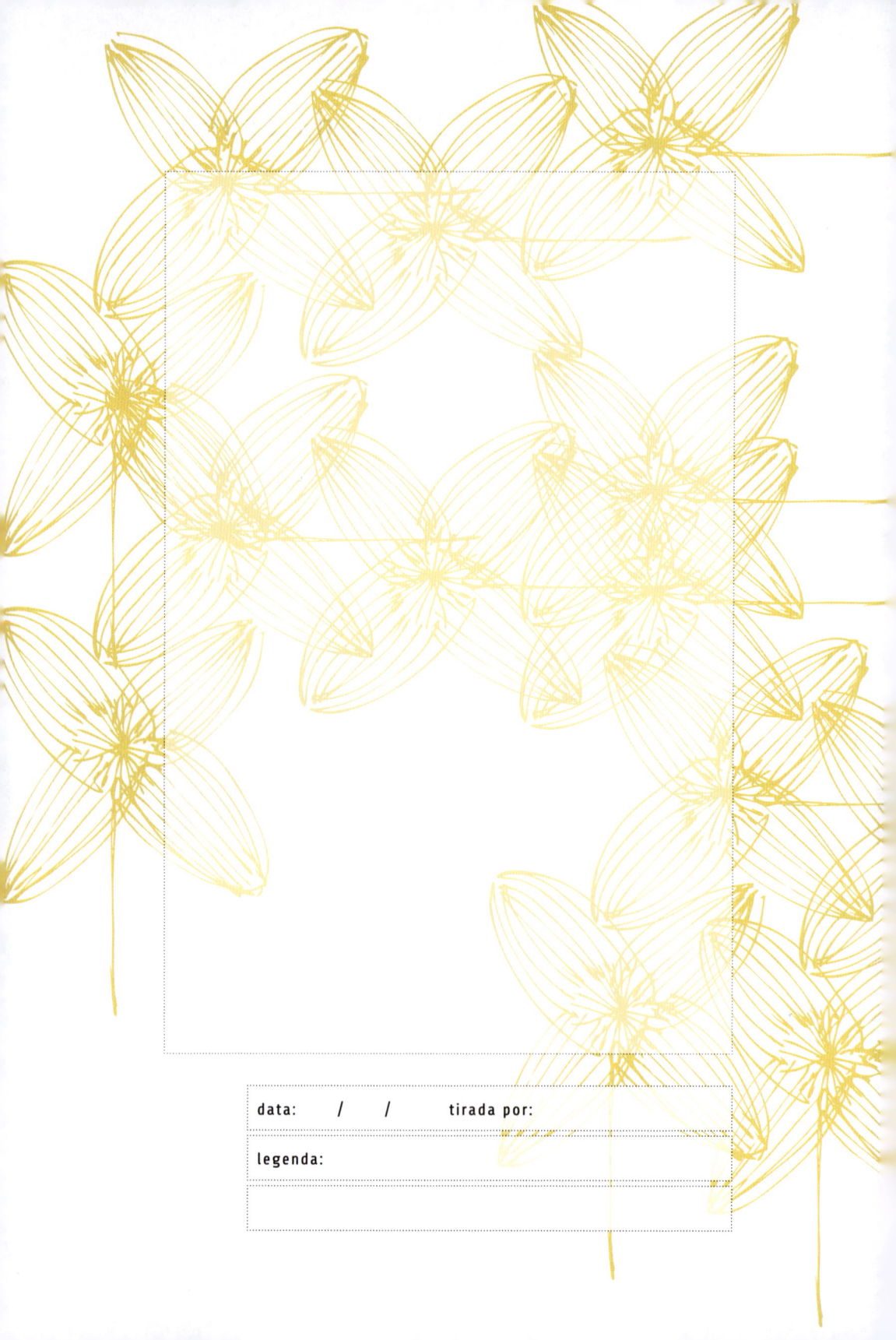

Fotos da espera

data: /   /   tirada por:

legenda:

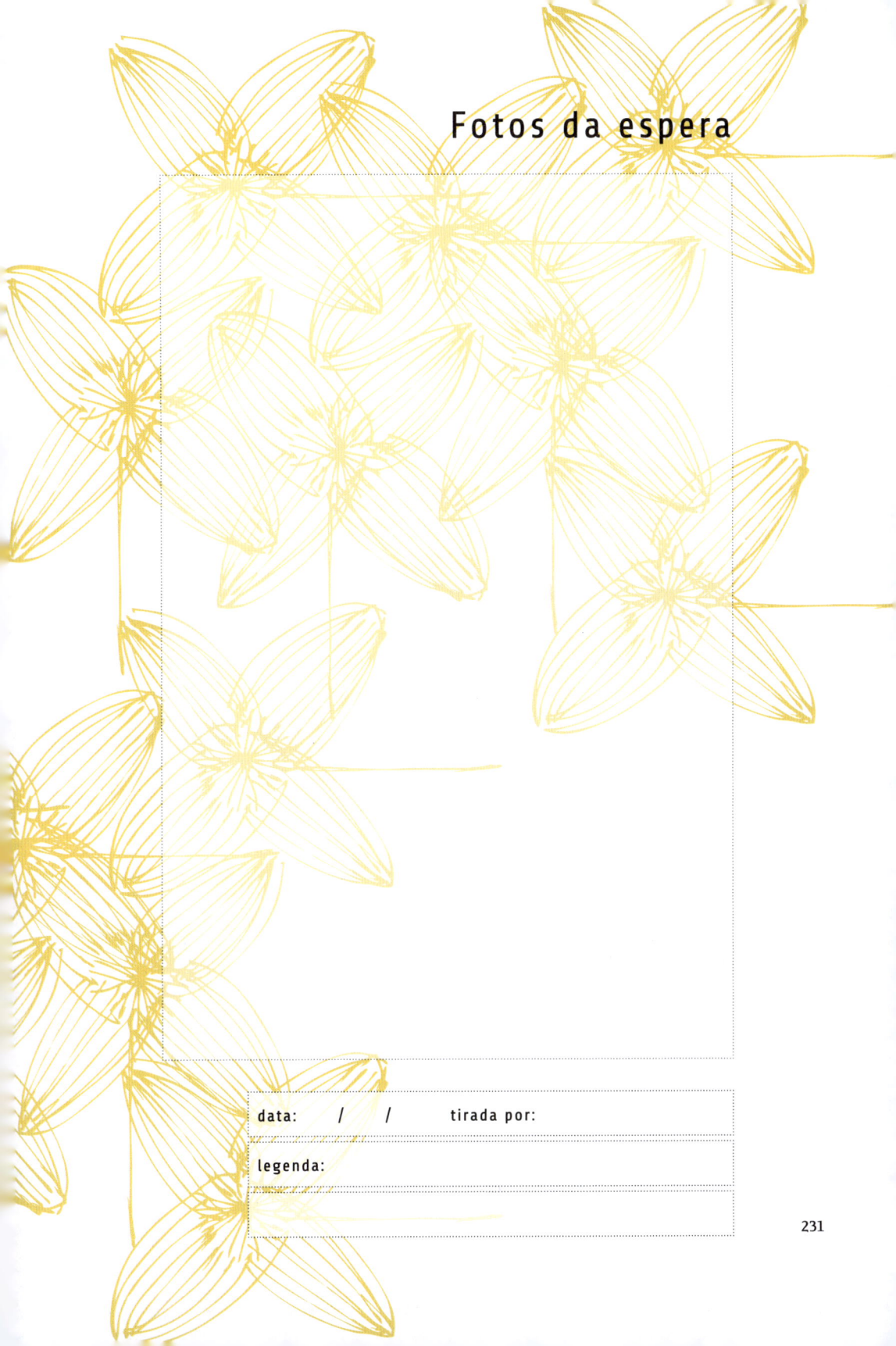

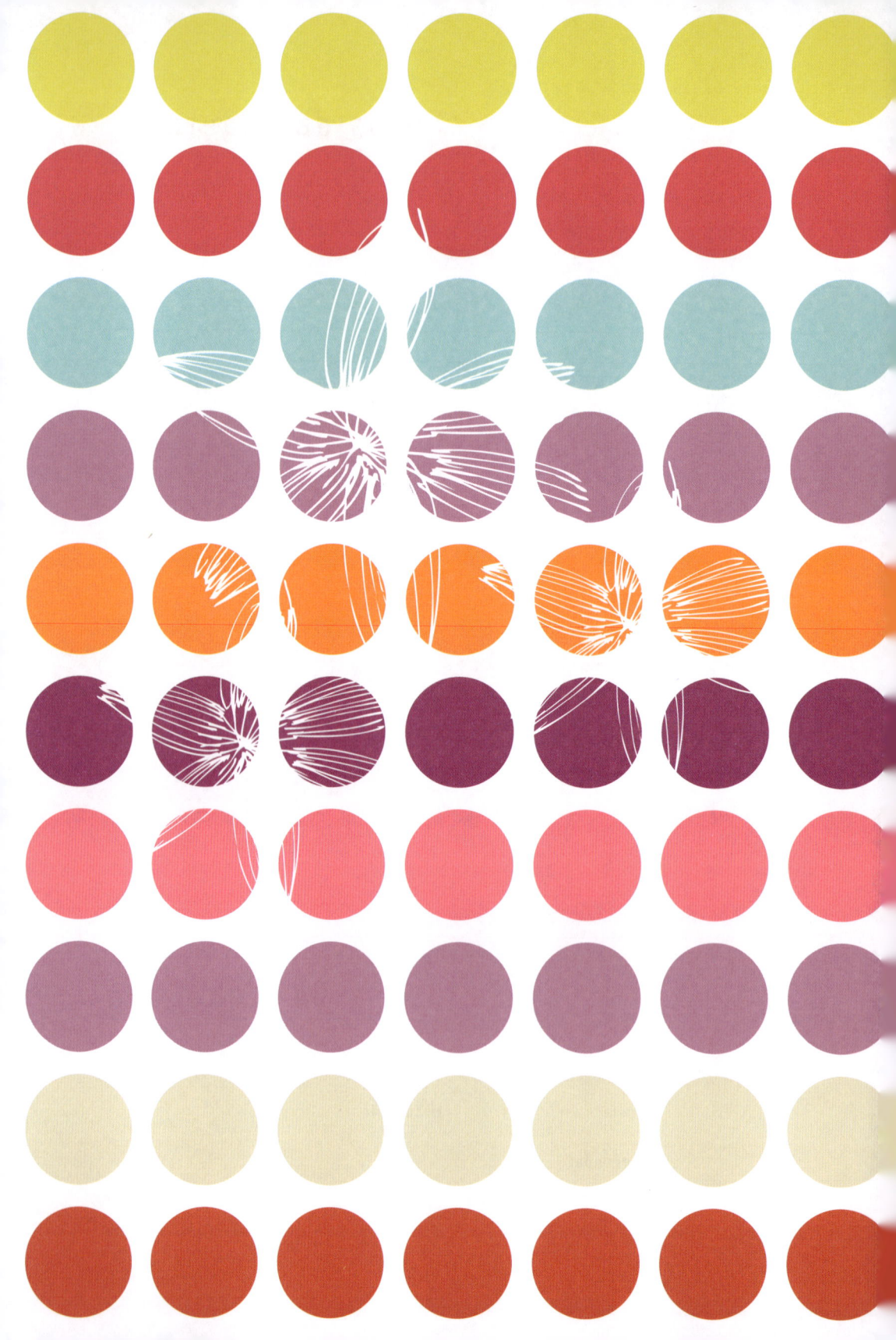

04 A chegada

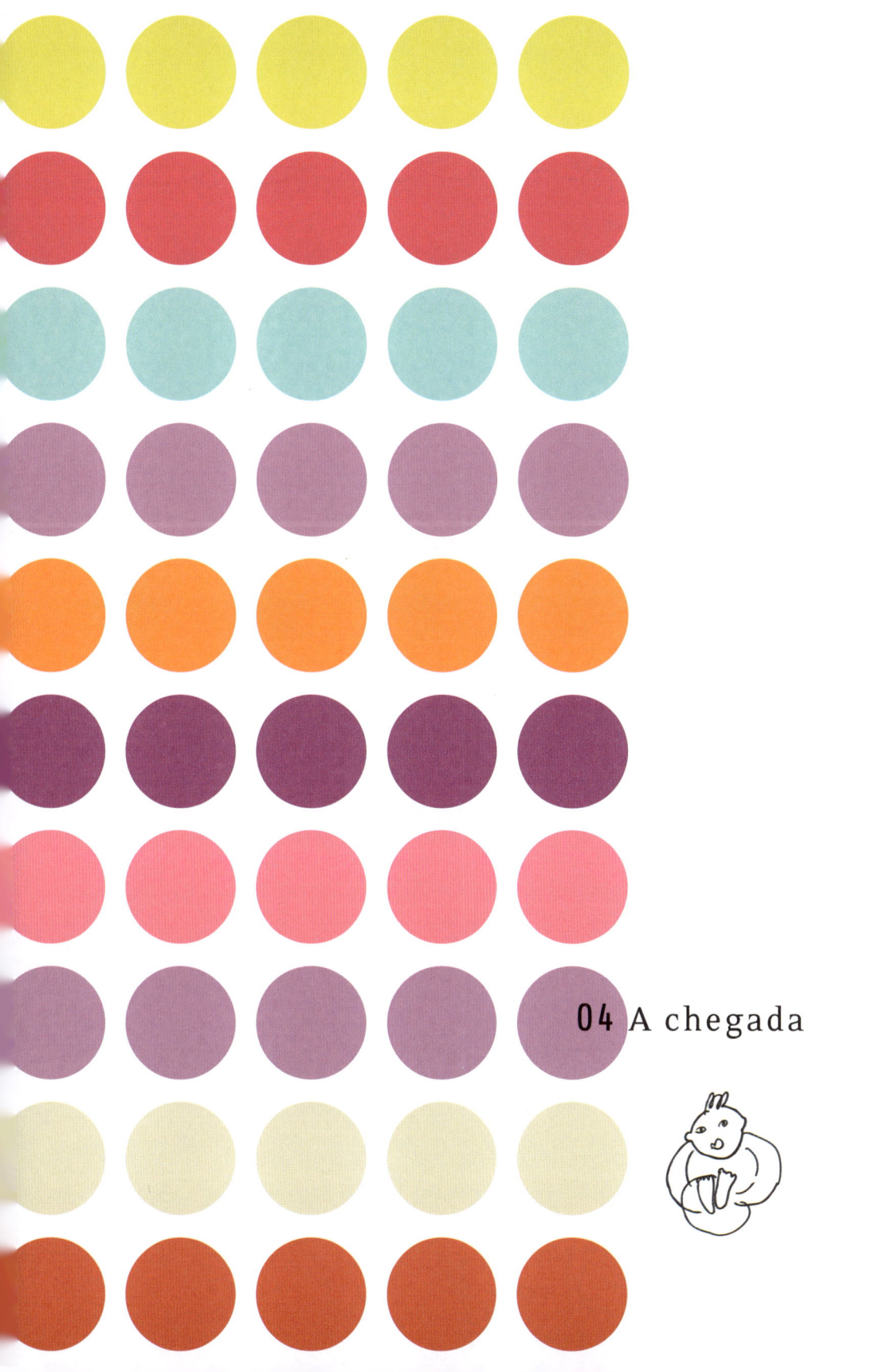

Buááaaaaaaa

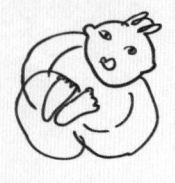

(nome)   nasceu às   horas,

do dia   /   /   , em   ,

pesando   kg e medindo   cm.

Estavam comigo:

E foi assim:

Minhas primeiras impressões como mãe:

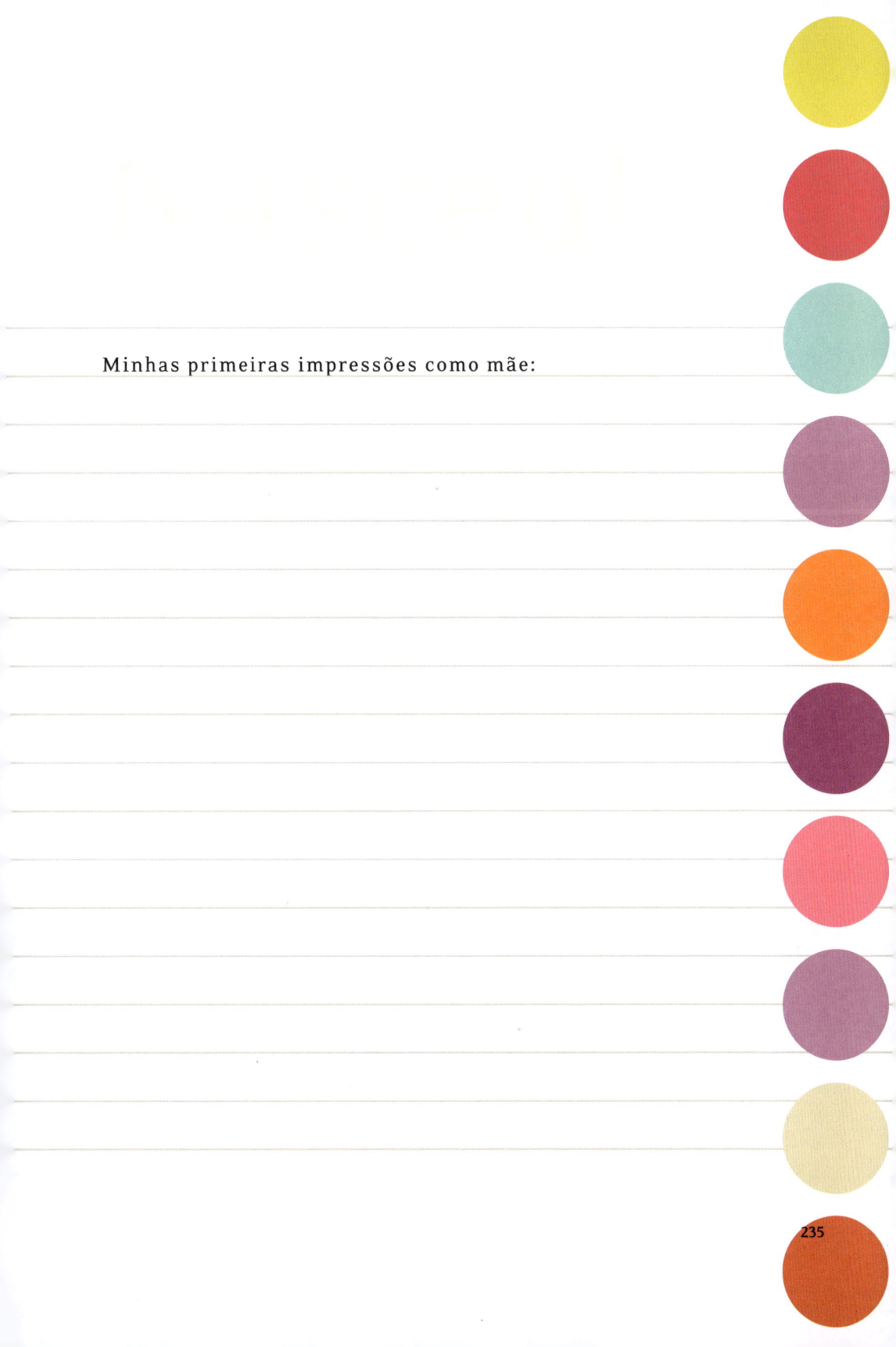

A primeira fotografia:

Sua majestade, o bebê

A impressão do pezinho:

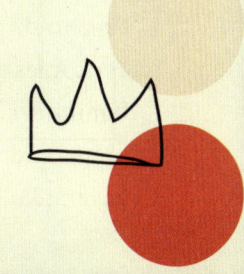

Na maternidade: "... e agora?!"

...e então finalmente passaram-se os nove meses e agora ele está aí, aconchegadinho nos seus braços. No final, até que correu tudo bem, e você nem sofreu tanto quanto imaginava. Mas, confesse pra gente que o que mais nos passa pela cabeça nesse momento sublime é... E agora?!!!! Junto com cada bebê nasce uma mãe cheia de dúvidas. O que fazer com essa pessoinha, ao mesmo tempo desconhecida e tão sua? Será que você está mesmo pronta para levar essa coisinha minúscula para casa? Será que não dava primeiro para ensinarem seu bebezinho a falar, afinal você ainda não tem a menor idéia se aquele chorinho nervoso é fome, frio ou fralda suja?

Só quem já passou por isso sabe o impacto que é na vida de uma mulher o nascimento do primeiro filho. Mas não se preocupe; muita gente já passou, inclusive a gente, e, se não te prepararam antes para o monte de novidades que vem por aí é porque... bem, vai ver é porque tiveram medo que você desistisse. Mas agora, você sabe, isso não é mais possível, então podemos falar claramente.

Encare a realidade, amiga: quando você sai do hospital, as pessoas realmente esperam que você leve consigo essa trouxinha chorante. Mas não se preocupe, a natureza é sábia e fez os bebês humanos altamente fofos, justamente para que você se encante tanto com cada dobrinha do corpinho dele que não se esqueça de amamentá-lo mais ou menos de três em três horas... De qualquer forma, você não esqueceria, porque o ser humano recém-nascido geralmente vem equipado com cordas vocais poderosas, com o objetivo de avisar quando alguma coisa está errada e deixar pais e mães de primeira viagem meio malucos.

Preparada para o que vem por aí? Não se iluda: é claro que não. Ninguém está. Apesar da insistência com que presenteiam crianças do sexo feminino com bonecas de todos os tipos e tamanhos, para que elas cresçam preparando-se para esse momento, esquecem de nos treinar para as adversidades da vida motherna.

Por exemplo, as noites. Até então a noite era aquela parte do dia em que você se jogava na balada, sem hora certa para dormir. Bom, esta parte de "sem hora certa para dormir" não vai mudar muito. De agora em diante, quem faz os seus horários não é você, nem seu chefe, nem o flyer do inferninho: é a criança. Se você tem experiência com ioga e relaxamento, essa é a hora de pôr em prática aquele momento ôoooooommmmmm.

Funciona assim: o bebê é pequeno e ainda não consegue encher toda a barriguinha de leite. Então, em intervalos de algumas horas, ele vai solicitar o seu peito, seja chupando o dedinho, gemendo ou berrando mesmo. Como você está por conta de ser esse laticínio em forma de gente, vai prover o alimento. Dê o peito quando a criança pedir. Não fique cronometrando as três horas exatas. Sabemos que você quer ser uma ótima mãe, mas acordar o bebê para mamar é algo, digamos, masoquista. Bom, voltando ao relaxamento... é assim: como você vai dormir em módicas prestações, é importante (aliás, fundamental) que consiga ao menos cochilar quando seu bebê dorme. Não importa se a visita está na sala, se é o último capítulo da sua novela ou se está rolando uma rave no salão do seu prédio. Avise ao pai da criança que você morreu por enquanto. Deite-se e pense num lago azul e calmo. Relaxe os membros. Quando você consegue dormir, seu filho já acordou pra mamar de novo. Normal. Quando você finalmente dominar a técnica do relaxamento, ele já vai estar dormindo a noite toda. É tudo uma questão de tempo.

Mas isso tudo é para dizer que você não precisa se desesperar. Que ninguém nasceu sabendo ser mãe e que todo mundo acabou aprendendo. Você também vai conseguir. E, mais rápido do que pensa, vai esquecer toda a trabalheira, todas as pequenas dificuldades desse comecinho. Porque, muito maior do que o trabalho, é o amor absurdo que você vai construindo, aos poucos, por essa trouxinha linda.

©2009 - Juliana Sampaio, Laura Guimarães e Andrea Costa Gomes

Direitos em língua portuguesa para o Brasil
Matrix Editora
atendimento@matrixeditora.com.br
www.matrixeditora.com.br

Diretor editorial: Paulo Tadeu

Textos: Juliana Sampaio e Laura Guimarães

Projeto gráfico, ilustrações e capa: Andrea Costa Gomes

Diagramação: Fernanda Kalckmann

Revisão: Adriana Parra
Alexandre de Carvalho

Dados Internacionais de Catalogação na Publicação (CIP)
SINDICATO NACIONAL DOS EDITORES DE LIVROS, RJ

Sampaio, Juliana
  Diário Mothern da gravidez / Juliana Sampaio e Laura Guimarães. - São Paulo : Matrix, 2009.

1. Gravidez - Obras populares. I. Guimarães, Laura. II. Título.

09-0077.

CDD: 618.2
CDU: 618.2

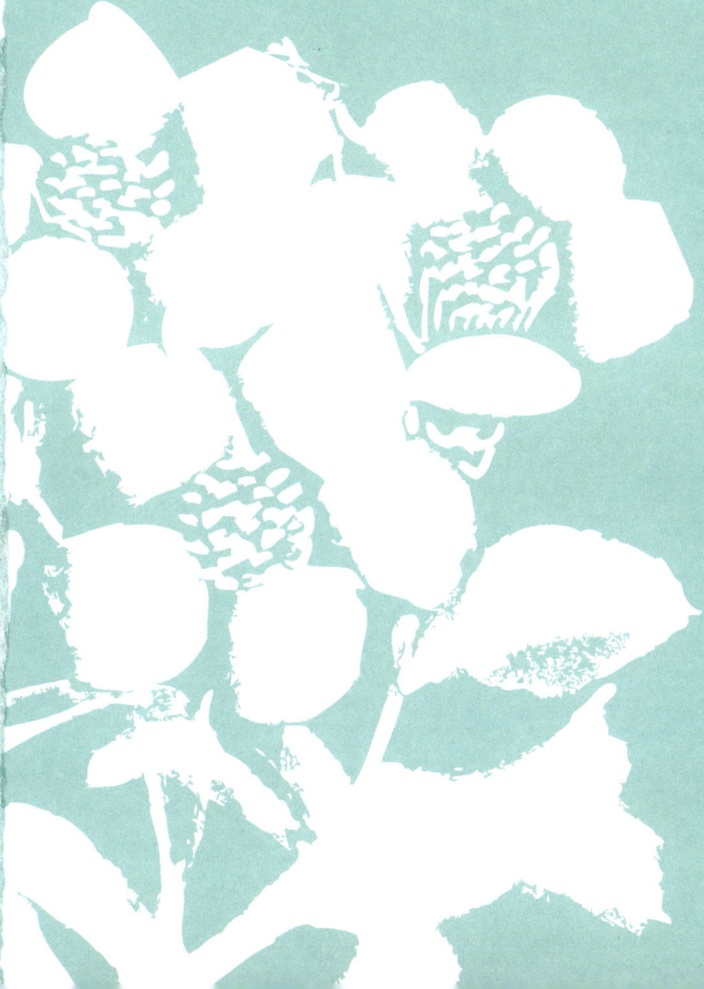